T0277590

Guía para
una belleza inteligente

Guía para una belleza inteligente

Todo lo que necesitas saber para sentirte bien en tu propia piel

Elisabeth Álvarez

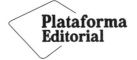

Plataforma
Editorial

La información presentada en esta obra es simple material informativo y no pretende servir de diagnóstico, prescripción o tratamiento de cualquier tipo de dolencia. Esta información no sustituye la consulta con un médico, especialista o cualquier otro profesional competente del campo de la salud. El contenido de la obra debe considerarse un complemento a cualquier programa o tratamiento prescrito por un profesional competente de la medicina. El autor y el editor están exentos de toda responsabilidad sobre daños y perjuicios, pérdidas o riesgos, personales o de cualquier otra índole, que pudieran producirse por el mal uso de la información aquí proporcionada.

Primera edición en esta colección: abril de 2023

© Elisabeth Álvarez, 2023
© de la presente edición: Plataforma Editorial, 2023

Plataforma Editorial
c/ Muntaner, 269, entlo. 1.ª – 08021 Barcelona
Tel.: (+34) 93 494 79 99
www.plataformaeditorial.com
info@plataformaeditorial.com

Depósito legal: B 5957-2023
ISBN: 978-84-19655-16-5
IBIC: WJH

Printed in Spain – Impreso en España

Diseño y realización de cubierta:
Pablo Nanclares

Fotocomposición:
Grafime Digital S. L.

El papel que se ha utilizado para imprimir este libro proviene
de explotaciones forestales controladas, donde se respetan
los valores ecológicos, sociales y el desarrollo sostenible del bosque.

Impresión:
Sagrafic

Índice |

Los diez mandamientos para una belleza inteligente

1. Amarás tu piel sobre todas las cosas y jamás te irás a dormir sin desmaquillar
2. No acumularás mogollón de cremas en vano
3. Santificarás tus limpiadores como el paso más importante de tu rutina y jamás utilizarás agua caliente
4. Honrarás y protegerás tu piel del sol los 365 días del año
5. No matarás tu autoestima por no tener una piel perfecta
6. No cometerás actos impuros toqueteándote los granitos
7. No robarás ni compartirás tus brochas o esponjas con nadie
8. No crearás falso testimonio ni mentiras solo porque lo veas en campañas de publicidad
9. No consentirás pensamientos ni deseos impuros y aprenderás a conocer tu piel y tus necesidades
10. No codiciarás pieles ajenas y respetarás tu barrera cutánea hasta que la muerte os separe

Prólogo |

*El médico que no entiende las almas
no entiende de cuerpos.*

JOSÉ NAROSKY

Cuando era muy jovencita empecé a tener muchos problemas de piel. Pocas veces he visto a alguien durante mi carrera profesional con una piel peor que la mía en su conjunto. Aquello me afectó muchísimo, buscaba todo tipo de información, probaba todos los trucos habidos y por haber, le quitaba a escondidas el maquillaje a mi madre para intentar tapar todas las imperfecciones que tenía y siempre llevaba el pelo suelto y puesto sobre la cara. Sin embargo, cuanto más hacía, peor estaba mi piel: me la estaba destrozando. Además, los niños se burlaban de mí. Evitaba hacer cualquier plan que requiriera no llevar maquillaje, como ir a la piscina, a la playa... y mi autoestima estaba cada vez más baja.

Me metí en un círculo vicioso, físico y emocional, que se generó por un mal cuidado de la piel y del que me costó mucho salir: cuanto peor estaba mi piel, peor era mi estado de ánimo. Cuantas más cosas hacía, peor la tenía. Me estaba empeorando la piel en una medida desesperada por tenerla bien. Verte problemas cutáneos, como dermatitis o acné, te provoca estrés e inseguridad; el estrés, la inseguridad o los problemas emocionales te agravan todos estos problemas cutáneos. La piel es la frontera de nuestro ser, nuestra tarjeta de presentación, el reflejo de cómo nos sentimos. Cuando tenemos miedo, palidecemos. Cuando nos enfadamos o avergonzamos, la piel parece un tomate. Cuando sufrimos mucho estrés, salen granitos, orzuelos, herpes o eczemas. Cuando nos emocionamos, la piel se eriza. Cuando estamos nerviosos, sudamos o tenemos picores. Cuando pasamos por un momento doloroso la piel se apaga y se refleja en el rostro, «ha envejecido de golpe», decimos. Hablamos también de la piel como la mayor zona erógena del cuerpo y de tener química, o no, cuando estamos piel con piel con una persona.

Piel y emociones tienen una estrecha relación. De hecho, cuando somos embriones, tanto la piel como el sistema nervioso se forman en la misma capa de células, que luego se divide. Por este motivo, la piel es muy reactiva a las emociones.

> *La piel, frontera de nuestro ser, es el reflejo de nuestro momento vital, por ello es muy reactiva a las emociones. Cuando somos embriones, tanto la piel como el sistema nervioso se forman en la misma capa de células.*

Lo que sientes y vives afecta directamente a la piel. Cuando estamos en un momento de mucho estrés el sistema nervioso pone en marcha la adrenalina, que produce una vasodilatación y aumenta la temperatura corporal y con ella el exceso de producción de sebo. De ahí los brotes que suelen tener las personas con predisposición al acné en momentos complicados de sus vidas. Del mismo modo que la rosácea u otras enfermedades relacionadas con la circulación, al haber una vasodilatación, se acentúan más las rojeces. Y al contrario, cuando tenemos miedo, nuestro cuerpo hace una vasoconstricción que afecta al riego sanguíneo y nuestra piel palidece. El herpes, por su parte, llega cuando el sistema inmunitario disminuye en casos como el estrés. Muchísimos problemas de la piel tienen un origen psicosomático, un campo que está estudiando la reciente rama de psicodermatología.

> *La piel es el órgano externo que nos comunica con la gente a través del tacto y de la vista, y es también el que nos puede provocar un gran aislamiento a nivel personal si no nos sentimos cómodas en ella.*

La piel es el órgano externo que nos comunica y nos puede provocar un gran aislamiento también.

Ese círculo vicioso en el que me metí lo he visto después en muchos de mis pacientes. Mi objetivo, desde estas páginas, es ofrecer las herramientas para romperlo, desde dentro y desde fuera, sabiendo qué estás haciendo que te perjudica y qué puedes hacer. Para ello, quiero ahondar también en el autocuidado, somos quienes mejor nos podemos conocer y atender. Cuidarnos, hacernos responsables de nosotras mismas, repercutirá en nuestro bienestar físico y a su vez se notará en el emocional. Y viceversa.

Mi experiencia, personal primero y luego profesional, me ha enseñado que mucha información en Internet se convierte desinformación y que los remedios caseros o lo que le ha ido bien a la vecina puede ser desastroso para nuestra piel. El exceso de información no solo es negativo por los falsos mitos que circulan, sino también porque tu piel es única. Lo que le va bien a la otra persona no tiene por qué funcionarte a ti: la crema carísima puede serte perjudicial e incluso el tratamiento más novedoso que te han recomendado puede no servirte para nada si tú no te atiendes después en casa.

Algo que veo a menudo es que muchas personas quieren cuidarse la piel y compran cremas y productos sin un plan, sin haberse parado a conocer primero su piel, detectar qué necesita y crear después una rutina de cuidado, en la que todos los productos se complementen y se equilibren. Acumulamos muchos productos, esperando que alguno sea milagroso, y en muchas ocasiones lo que estamos comprando ni siquiera es algo que cubra las necesidades que nuestra piel tiene.

No derroches ni tu dinero ni tu tiempo. Empieza mirándote, observándote y entendiendo tu piel. Tú eres la persona que mejor puede conocerse a sí misma, a su piel. Obsérvala, tócala, siéntela, escucha lo que te está pidiendo. Y mírate, sobre todo, con objetividad porque no hay voz más crítica y dura que la de uno mismo. Suelta obsesiones. ¿No te ha pasado que un día te ha salido un grano y es lo único que ves? Magnificamos cualquier cosa por buscar esa perfección que no existe. Con esa actitud, estamos condenados a estar frustrados porque anhelamos algo que no vamos a tener en la vida.

A mí me encanta maquillarme para resaltar, pero en las redes el maquillaje se ofrece sobre todo para ocultar problemas de la piel y eso es un error. Debemos dedicarle más tiempo, esfuerzos y atención a aprender más sobre el cuidado de la piel para sanarla que para cubrirla. Es muy importante tener una piel sana, que no perfecta, porque no existe. La piel tiene poros, tiene texturas. La piel pasa por momentos, por condiciones externas o internas. A mí me salen granitos de vez en cuando, a todo el mundo. Una piel sana es una piel bonita, no de porcelana. Eso no existe y eso que nos venden socialmente afecta muchísimo a la autoestima porque nos comparamos con algo irreal. Te pido un favor: no te obsesiones.

> *Una piel sana es una piel bonita, no de porcelana.*
> *La piel está viva, tiene poros, texturas y pasa por momentos.*

Apostemos por una belleza inteligente, sana, saludable, por esa belleza que conlleva cuidarse por dentro y por fuera, permitirse y ofrecer nuestra mejor versión para regalar el brillo que hay en nuestro interior. Seguro que has sentido en algún momento, cuando te encuentras bien y cuando te ves bien, que tu piel brilla y tiene más luz, y ese día lo afrontas con otra actitud, te sientes con más seguridad.

Hace poco, viví una experiencia en este sentido. En una entrevista de trabajo a una persona que contraté para Inout, me contó que siempre se había sentido muy insegura con su físico, había vivido escondiéndose y en puestos de trabajo más básicos en los que se sentía más cómoda. Ahora había aprendido a sentirse bien con ella misma y quería «comerse el mundo», quería mostrarse, avanzar, subir de categoría. Se sentía preparada y entusiasmada. El cambio real seguramente no fue en su físico sino en su mente, en la manera de mirarse, sintiéndose segura.

Aprende a querer cada parte de ti, aprende a querer tu piel con tus condiciones, aprende a quererte desde el derecho a la imperfección, desde la vulnerabilidad. Se notará en tu piel y el reflejo de una piel mimada fortalecerá tu autoestima y elevará tu ánimo.

Te acompaño en estas páginas para asentarte en este nuevo círculo para crear tu propio camino y buscar tu mejor versión. Te acompaño para ayudarte a descubrir cuáles son las necesidades de tu piel para cada momento y que puedas crear la fórmula única y exclusiva para ti. Te acompaño en una nueva forma de cuidarte y atenderte. Conviértete en tu propia alquimista.

1.
Eres única
La estructura de la piel
y su función barrera

*La belleza comienza en el momento
en el que decides ser tú misma.*

COCO CHANEL

¿Dispuesta a tomar las riendas, a mimarte, a atenderte y a dejar de ocultarte? Mírate con la cabeza bien alta porque tienes mucho que dar, obsérvate y sonríete, siéntete a gusto en tu propia piel. ¿Cuántas veces te has puesto en el lugar de una persona a la que quieres y te has mostrado empática y generosa? Muchas, seguro. ¿Y cuántas veces te has mirado en el espejo y te has tratado como si fueras tu mejor amiga? Me atrevería a decir que pocas. Somos nuestros peores enemigos, no nos permitimos fallos, nos han hecho creer que tenemos que ser perfectas. No lo somos, no. Somos imperfectas y es la imperfección la que nos hace ser perfectas tal y como somos, únicas, vulnerables, emocionales, en continuo crecimiento. No somos robots, afortunadamente. Estamos vivas y, nuestra piel, también.

Somos imperfectas y es la imperfección la que nos hace ser perfectas tal y como somos, únicas, vulnerables, emocionales, en continuo crecimiento.

La peor agresión es no tratarnos con honestidad y ternura

Como decía Pema Chödrön, «la peor agresión a nosotros mismos, la peor de todas, es permanecer ignorantes por no tener el valor y el respeto de tratarnos a nosotros mismos con honestidad y ternura». ¿Dispuesta a ser tú misma? ¿A quererte tal y como eres? ¿A tratarte con honestidad y ternura? Este el primer paso para romper el círculo vicioso del que os hablaba. Te quieres, te aceptas, te respetas, te cuidas y cambias por dentro y por fuera. Brillan tus ojos, brilla tu piel, brilla tu sonrisa y brillas tú.

Mi objetivo es que conozcas bien tu tipo de piel, cómo es habitualmente, su estado y cómo se encuentra en tu momento vital concreto. Así podrás tener una rutina única beneficiosa exclusivamente para ti y, cuando tu piel cambie, sabrás romper tus hábitos para acudir a tu botiquín SOS y atender en ese momento las necesidades concretas. Así, aunque haya problemas crónicos, como la dermatitis o la rosácea, cuyo origen todavía se desconoce, podrás tenerlos controlados.

Cuando termines estas páginas tendrás la seguridad de que, a cada momento, estarás atendiendo de manera correcta tu piel. El grano, la rojez o la descamación no serán un drama, simplemente actuarás con la certeza de que ese momento en que tu rostro ha empeorado por factores internos o externos no va a durar siempre. Nada es permanente. Sí, hay problemas de la piel que son crónicos, pero no los brotes consecuencia de esos problemas.

Antes que un buen tratamiento, una buena rutina

Aunque me dedico a tratamientos, siempre doy más prioridad a una buena rutina que a un buen tratamiento, porque la rutina es diaria. Los tratamientos son muy compatibles y ayudan mucho, pero si no tienes una rutina adecuada en casa, si no te cuidas o lo haces incorrectamente, da igual el dinero que te gastes. Siempre explico a mis pacientes que un tratamiento puntual supone un 50 %, el otro 50 % es el mantenimiento que le demos a diario en casa.

Como os decía, en todos mis años de carrera profesional no he conocido a nadie con la piel tan mal como la tenía yo; hasta el punto de que confieso que, hasta hace muy poco tiempo, no me atrevía a que nadie me viese con la cara lavada. Me levantaba antes que mi pareja para maquillarme y evitaba ir a la playa o exponerme a situaciones en las que debía estar sin maquillaje.

Si yo lo he conseguido, tú también puedes. Desde que he aprendido a atenderme, conocerme y cuidarme, mi piel ha mejorado muchísimo. He aprendido también a aceptarme cuando mi rostro responde a algún agente externo o interno, la aceptación ha sido para mí una liberación total.

> **Aceptarme tal y como soy, con mis imperfecciones, ha sido para mí una liberación.**

Ahora siento orgullo cuando alguien me dice que tengo una piel muy bonita. Entiendo la frustración y el pensar que nada te va a solucionar los problemas de piel, porque lo he vivido. A veces, cuando hablo con vosotras y me decís que yo lo tengo fácil porque tengo buena piel, pienso en todo el trabajo y en todo el aprendizaje, a base de errores y decepciones, que hay detrás.

La constancia y el esfuerzo merecen la pena. ¿Mis primeros ingredientes para una piel sana y bonita? Quererte, cuidarte y ser constante. Y no lo son solo para una piel sana, lo son también para una vida sana y bonita, ¿no te parece?

> **¿Mis primeros ingredientes para una piel sana y bonita? Quererte, cuidarte y ser constante.**

Teniéndolos presente como pilares te sentirás bien y sabrás que te estás cuidando, te lo mereces más que nadie. Cuidarte y ver la mejor versión de ti misma aumentará tu autoestima, que, a su vez, se reflejará en tu piel. Tu piel puede mejorar muchísimo y con ella el ánimo, y al revés, de fuera hacia adentro, de dentro hacia afuera. Un bello círculo.

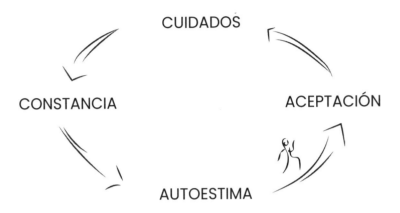

El mapa de nuestra piel

¿Dispuesta? Vamos a por ello. Para emprender viaje lo primero que necesitamos es un mapa, un mapa de nuestra piel. La piel tiene tres capas. De la más externa a la más interna: epidermis, dermis e hipodermis. En estas páginas nos vamos a centrar únicamente en la epidermis, la más superficial y visual, por tanto, la que todos podemos observar y tratar; es decir, tiene una respuesta de lo que está en tus manos hacer. Conocerla permite saber cómo cuidarse la piel y qué tener en cuenta. Las otras dos, a las que les afectan patologías más internas, pertenecen al terreno médico.

La epidermis, en contacto con el exterior, tiene la función de protegernos contra todos los agentes externos. Entre las muchas células que tiene destaco los queratinocitos, que son los encargados de producir queratina y que viven aproximadamente un mes, de ahí que la piel se regenere cada mes por sí sola (ese proceso puede variar en función de tu situación o problemática de la piel. Se acelera si usas exfoliantes o peelings y se retrasa con el envejecimiento).

La capa creada por los queratinocitos es la que genera la función barrera contra el exterior. Imagina una casa que se está construyendo, con ladrillos y cemento que los une. Los queratinocitos serían los ladrillos, y entre medio de esos ladrillos, el cemento, estarían los lípidos, la grasa de la piel.

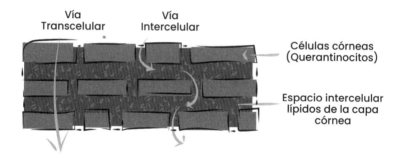

¿Qué es eso del manto hidrolipídico y por qué es tan importante?

En esta parte superficial de la piel nos encontramos con el manto hidrolipídico que, como indica la propia palabra, está formado por agua (sudor) y grasa. El sudor procede de las glándulas sudoríparas, y la grasa, de las sebáceas. Ambos, a través del poro, se instalan en el estrato córneo, la capa más superficial de la epidermis.

Para entenderlo, este manto es como un papel *film* con una superficie extensa y delicada. Esta capa protege en dos direcciones: contra los factores externos, por un lado, y por otro, nos mantiene la piel hidratada, evitando la pérdida excesiva de agua. ¿Por qué os cuento esto? Porque la labor de este manto hidrolipídico es fundamental y no se habla mucho de él. Cuando este manto realmente está equilibrado, tenemos una piel sana; cuando se desequilibra, surgen la mayoría de los problemas.

Este manto está compuesto por grasa y agua, que deben estar equilibradas. En los siguientes dibujos creo que se va a entender muy bien. En la línea superior de la piel se pueden ver equis, que serían las glándulas sebáceas, y puntos beiges, que serían las sudoríparas. En la primera imagen el manto está equilibrado. Sin embargo, debajo, se ve que hay muchas más equis que puntos. Serían las personas que segregan más grasa y tienen, por tanto, una piel más grasa. Por el contrario, cuando hay menos grasa en este en este mando hidrolipídico, nos encontramos una piel más seca. Y si hay menos agua nos encontramos una piel más deshidratada.

Si el manto no está igual en todas las zonas de la piel, será una piel mixta. En este tipo de pieles, el manto hidrolipídico no tiene un buen equilibrio y unas zonas están más grasas y otras, con menos cantidad de agua, más deshidratadas. Las pieles sensibles, por su parte, tienen el manto dañado, por eso se irritan con más facilidad. De ellas ya hablaremos en el siguiente capítulo.

PIEL NORMAL

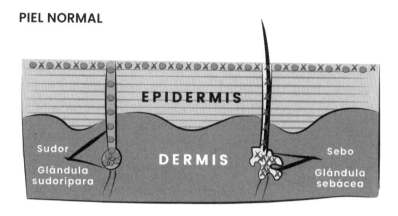

PIEL GRASA

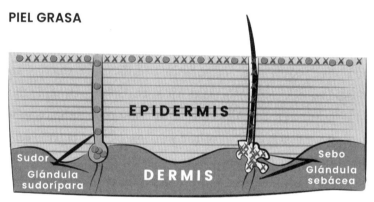

PIEL SECA

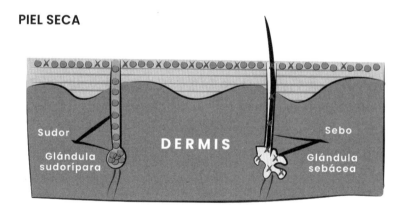

En resumen, si ese manto hidrolipídico está desequilibrado debemos centrar nuestros esfuerzos en equilibrarlo para que esté sano. Si cuando notamos que ha sufrido un desequilibrio utilizamos productos para equilibrarlo de nuevo, él ya se va a encargar por su función barrera de mantener esa piel sana. Para actuar con rapidez y tratar el manto dañado, debemos estar atentas a las señales de alarma: la piel se irrita con más facilidad, pica, está inflamada o más enrojecida, se nota como alterada. Agresiones que pueden dañar esa barrera son la exposición solar, la contaminación, temperaturas muy elevadas, tabaco, agua y mal uso de cosméticos.

¿Qué es eso de piel ácida? Los falsos mitos

El manto hidrolipídico es el que da el pH de nuestra piel, que en la zona facial es ligeramente ácido, entre 4,7 y 5,5. Un error muy extendido es pensar que los productos con pH neutro son buenos para la piel. No es así, un pH neutro es un 7, si nos lo ponemos dañamos esa función barrera de la piel, dejándola desprotegida. Otra falsa creencia muy extendida es que tienes que usar tónicos para regular tu pH. En absoluto. El pH se regenera también solo. Además, la mayoría de nuestras cremas ya ayudan a equilibrarlo. El problema es cuando hay agentes externos o internos (principalmente genética, edad y, sobre todo, factores hormonales) que afectan a la piel continuamente, entonces no la permitimos regenerarse.

Otro error común que se comete habitualmente y la perjudica es utilizar el mismo producto para limpiar el cuerpo y la cara, ya que el cuerpo tiene un pH diferente. Sobre todo, la mayor diferencia está en las axilas y en la zona genital, que tiene un 6,5. Por eso se recomienda utilizar en las zonas íntimas unos limpiadores específicos para evitar que se desequilibre, lo que en este caso provoca mayor riesgo de padecer infecciones.

Del mismo modo, la piel de los niños es distinta, ya que su pH, más elevado, todavía no tiene desarrollado el manto hidrolipídico. Un producto bueno para los niños no es la mejor opción para ti ni viceversa, ya que su piel, además, al no tener desarrollado ese manto, es más fina y, por lo tanto, absorbe mucho más. Por eso, los productos para niños son más suaves.

Recuerda: no uses las mismas cremas y limpiadores en la cara que en el resto del cuerpo porque, al desequilibrar el pH, rompes tu barrera de protección y la piel está mucho más vulnerable a las agresiones.

A lo Sherlock Holmes con tu piel y con tu yo interior

Tras haber visto este mapa de la piel, podemos entender mejor la importancia de rutinas que van bien y lo importante también de estar atentas a los cambios y necesidades para, en esos momentos en que por motivos internos o externos nuestra piel pasa a otro estado, acudir a ese botiquín

SOS del que os hablaba antes, a esa fórmula exclusiva para ti en función de tus necesidades, con el que volver a equilibrar nuestro manto. Ya regenerado, retomaremos de nuevo nuestra rutina habitual. ¿Suena a magia conocer la fórmula exclusiva para ti a cada momento? Quizá, pero el único secreto es querer cuidarnos y estar atentas a nosotras mismas y al momento por el que atravesamos.

Es tan importante, por tanto, cuidarla como detectar pronto los cambios que está viviendo y sus necesidades. La piel da muchas pistas, es un órgano vivo y es normal que cambie, no pasa nada. Por eso es clave verla, tocarla, sentirla y, cuando esté en un momento más complicado, ayudarla para restablecerse lo más temprano posible. En realidad, ocurre lo mismo en nuestro día a día, ¿te encuentras siempre igual?, ¿cómo te tratas en momentos de bajón?, ¿escuchas tus necesidades?, ¿te conoces y atiendes para poder reencaminar tu vida cuando toca un cambio vital? Ahí dejo las preguntas para reflexionar.

> La piel es un órgano vivo que cambia y debemos ayudar para restablecerla. Lo mismo ocurre en el día a día, no siempre nos encontramos con el mismo ánimo. ¿Escuchas tus necesidades?

Te mereces un trato único

Querer estar mejor en tu piel es también asumir tu responsabilidad. Nadie mejor que tú sabe qué necesita tu piel porque estás cada día con ella y ves cómo reacciona a todo. Es importante buscar ayuda de un profesional para que nos asesore, pero lo más importante es no limitarse a comprar lo que te recomiende sin más, sino que entiendas y aprendas sobre tu piel.

Eso es lo que te va a dar la clave para saber que hay momentos en que debes parar tu rutina habitual, ponerle otros productos y, cuando vuelva a equilibrarse, volver a la rutina de siempre. Ese equilibrio solo lo puedes buscar tú. ¿Cómo? Tocando tu piel al lavarte, no con aparatos, sino con tus manos. Soy una gran defensora de usar nuestras manos, limpias obviamente, en todos los pasos de nuestra rutina, porque son las que van a detectar cómo está la piel. Tócala, mírala, siéntela; si la tienes alterada, lo notarás. Verás lo maravilloso que es cuando la constancia empiece a dar frutos.

Yo te puedo recomendar una rutina, pero lo que necesito es que entiendas tu piel, que va fluctuando por muchos factores. Cuando vayas integrando toda la información e incorporando hábitos, consciente de que nunca la vas a tener perfecta, tendrás una piel sana.

> *Eres única, no lo olvides. Y te mereces un trato único.*

Recuerda que...

❋ Los pilares para una piel sana son: quererte, cuidarte, aceptarte como eres y ser constante.

❋ El manto hidrolipídico, formado por agua (sudor) y grasa, se encuentra en la capa más superficial de la piel y es como un papel *film* extenso y delicado. Su función es protegernos doblemente, por un lado, contra los factores externos; por otro, nos mantiene la piel hidratada, evitando la pérdida excesiva de agua.

❋ El equilibrio entre sudor y grasa determina la condición de nuestra piel. Si tiene más lípidos, es más grasa; si tiene menos, es más seca, y si le falta agua, está deshidratada.

❋ Cuando este manto se desequilibra surgen los problemas de la piel. Conocerlo, cuidarlo y estar atentas a los cambios que sufre es clave para tener una piel sana.

❋ La piel es un órgano vivo con cambios constantes, es normal. Aceptar que no tendremos una piel perfecta es una liberación, pero sí podemos tenerla sana, cuidándola y estando atentas a sus necesidades. Para conocerla lo mejor es verla, tocarla, sentirla. Detectarla nos permitirá ayudarla a regenerarse lo antes posible.

❋ El manto hidrolipídico es el que da el pH de nuestra piel. No tenemos el mismo pH en el rostro que en otras partes del cuerpo ni tenemos el mismo pH que los niños, por eso no podemos utilizar los mismos productos en el cuerpo que en el rostro o los que usan nuestros hijos.

2.
Conviértete
en tu propia alquimista
Descubre tu piel

*Saca y reclama el tiempo
para cuidarte y encender tu propio fuego.*

AMY IPPOLITI

Tengo la certeza de que si aprendes a conocerte tendrás unos resultados impresionantes, porque nadie mejor que tú puede detectar cómo está tu piel habitualmente, cómo está a cada momento y cómo estás tú. Y eso es a lo que te invito en este capítulo, a redescubrirte. Hay una futura versión de tu piel que estará muy orgullosa si no te rindes ahora. ¿Cómo? Entregándote a ti con los cinco sentidos. A la piel hay que mimarla y para esto hay que atenderla, observarla, sentir qué necesita. La mejor forma de hacerlo, de conocer sus necesidades, es tocarla, verla y sentirla.

> *Hay una futura versión de tu piel que estará muy orgullosa si no te rindes ahora.*

Conocer nuestra piel es la clave para darle lo que necesita. Te invito a que lo pongas en práctica al acabar este libro. Colócate ante el espejo y, durante unos minutos, anota todo lo que veas y sientas de tu piel: ¿qué aspecto tiene?, ¿qué te gustaría mejorar? Con todo lo que habrás aprendido al acabar estas páginas, créate tu propia rutina, sé constante y empezarás a notar los cambios.

Si has decidido leer este libro es porque quieres cuidarte. No *tienes* que hacerlo, *quieres* hacerlo, quieres cuidarte, quieres sacar todo tu potencial, quieres dar tu mejor versión no por los demás, sino por ti. Porque te lo mereces. Y ahora que sabes la importancia de atenderte, ¿cómo saber qué necesita tu piel? Descúbrelo.

> *No sientas la obligación de cuidarte por una imposición social y estética. Cuídate porque nace de ti, porque quieres hacerlo, quieres sacar todo tu potencial, quieres dar tu mejor versión, no por los demás, sino por ti. Porque te lo mereces.*

Para atender tu piel y crear una buena rutina lo primero que tienes que hacer es saber qué tipo de piel tienes. Imagina una pirámide. En la base estaría el tipo de piel (piel grasa, seca, mixta o sensible). Tradicionalmente, todos los centros profesionales estaban enfocados en tratar la piel en función de su tipo, pero eso ha cambiado porque, tan importante como tu tipo de piel, es el estado actual de tu piel, que sería el siguiente nivel en la pirámide (acné, manchas, deshidratación, envejecimiento...). En la cumbre se encuentran las necesidades de la piel. Si aprendemos a observarnos y conocernos podremos saber nuestro tipo y nuestro estado, y con ambas informaciones crearnos una rutina adaptada a nosotros.

Constantemente recibo mensajes por redes sociales del estilo «tengo manchas en la piel, ¿puedes aconsejarme una rutina?». Con solo esa información no puedo recomendar

CÓMO NOS VEMOS Y NOTAMOS LA PIEL: RUGOSA, APAGADA, ENROJECIDA

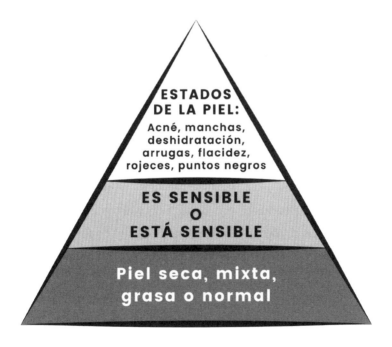

ESTADOS DE LA PIEL:
Acné, manchas, deshidratación, arrugas, flacidez, rojeces, puntos negros

ES SENSIBLE O ESTÁ SENSIBLE

Piel seca, mixta, grasa o normal

nada, solo sé que esa persona tiene manchas y, por lo tanto, puedo pensar en algún despigmentante y protección solar, pero no sé si su piel es sensible, mixta o cómo es. Necesito toda esa información para poder buscar un limpiador que le vaya bien, un tipo de crema o de sérum que se adapte perfectamente a su tipo de piel y a la vez trate las manchas.

Es muy importante, por tanto, recopilar toda la información de nuestra piel para poder encontrar una rutina completa que se adapte perfectamente a lo que en realidad necesita nuestra piel.

Os aconsejo, al terminar el libro, apuntar toda la información de cada uno de estos puntos de la pirámide. Es el primer paso para poder crear una rutina efectiva.

Grasa, mixta, seca, sensible.
A todos nos toca la lotería

Hay una famosa frase que tengo siempre muy presente en mi día a día «sé amable con todo el mundo, cada persona libra algún tipo de batalla». Hace más amable mi vida con los demás y hace más amable mi vida conmigo misma. He aprendido que todos libramos batallas y eso me permite querer más a los demás y quererme más a mí. Es una frase que también me llevo al terreno de la piel, no hay nadie que no tenga algo en su piel, una descamación o dermatitis, rosácea, manchas, sequedad, exceso de grasa, marcas o acné. Trabajemos por la mejor versión de nuestra piel siendo nuestra piel, queriendo cada parte de nosotros, sin obsesiones, sin excesos y con la dulzura y el cuidado con los que tratarías al ser que más ternura te despierte.

> *Sé amable con todo el mundo. Cada persona libra algún tipo de batalla. Sé también amable contigo misma.*

Nuestro tipo de piel, que nos viene de fábrica —por genética—, el manto hidrolipídico (agua y grasa), juega un papel importante. Puede ser grasa, mixta, seca, sensible... a todos nos afecta de una forma u otra. Las pieles normales son muy poco habituales, salvo en los niños. ¿Sabes cuál es tu tipo?

- Las pieles grasas tienen más cantidad de sebo que de agua. Su principal característica son los poros grandes, muy visibles, con tendencia a imperfecciones, puntos negros y granitos (no se debe confundir con acné, de lo que hablaremos más adelante. Puedes tener la piel grasa y no tener acné). También tiene muchos brillos y suele ser una piel gruesa. Quien tiene la piel grasa, por lo general, además de por predisposición genética, es por motivos hormonales o por un período puntual como la adolescencia.
- Las pieles secas tienen menos cantidad de grasa. Se caracterizan por tener un aspecto áspero, tirante, incluso con zonas que se descaman, con picor y enrojecidas. Aunque, como en la grasa, hay grados y no siempre tienes sensación de picor, normalmente, se detecta muy bien después de la ducha. Sus poros apenas son visibles y puede irri-

tarse con facilidad (aprenderemos a distinguirla de una piel sensible, con la que suele confundirse). Su manto hidrolipídico está agrietado, frágil, apagado y va perdiendo agua, por lo que tiene tendencia a menos elasticidad y a envejecer con más rapidez.

• Las pieles mixtas no están catalogadas en los estudios como tipo de piel y se suelen clasificar como grasas, pero existen. Al tener exceso de grasa o falta de hidratación en función de la zona, necesitan un cuidado distinto. Donde más grasa tienen es en la zona T: frente, nariz y barbilla.

• La piel sensible suele tener el manto hidrolipídico muy débil. Por eso cualquier producto irrita con mucha más facilidad y provoca picor, escozor y enrojecimiento. Visualmente, lo que más la caracteriza es que está con sensación de tirantez. Aunque la piel sensible no se considera un tipo de piel, a mí me gusta incluirla, porque hay pieles que tienen una base genética que las predispone a sufrir sensibilidad. Suele encasillarse en las pieles secas, pero también puede serlo una piel grasa. En caso de piel sensible siempre recomiendo ir al dermatólogo para descartar otros problemas, porque en un porcentaje muy alto viene dada por una dermatitis atópica o una rosácea.

> *En caso de piel sensible, siempre recomiendo ir al dermatólogo para descartar otros problemas como dermatitis atópica o rosácea.*

Consejos para reconocer tu tipo

Además de estas características, si tienes dudas, hay una manera muy fácil de ver qué tipo de piel tendrías.
Lávate la piel y no te apliques ningún producto. Media hora después, mírate al espejo. En ese tiempo, una piel grasa va a estar llena de brillo; una mixta estará brillante o notarás

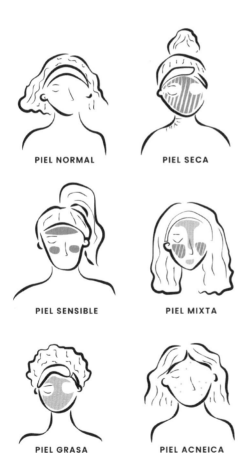

PIEL NORMAL

PIEL SECA

PIEL SENSIBLE

PIEL MIXTA

PIEL GRASA

PIEL ACNEICA

Piel normal: textura suave y uniforme, no es ni grasa ni seca.

Piel seca: textura áspera, piel tirante, los poros no son tan visibles como en pieles grasas.

Piel sensible: reacciona más rápido y más exagerado a estímulos externos, se enrojece e irrita con facilidad.

Piel mixta: combinación de piel seca o normal y grasa. La zona más grasa suele ser la zona T.

Piel grasa: de aspecto brillante y graso por todo el rostro, poros grandes, puede tener imperfecciones como puntos negros, acné...

Piel acneica

grasa en algunas zonas, y en cambio en otras no. La piel sensible puede estar ya enrojecida, pero sobre todo la vas a detectar porque es muy reactiva. Te hablaré de ello más adelante. Otra manera es utilizar papeles secantes que absorben la grasa. Te lavas el rostro, esperas media hora y te aplicas este papel. Si está impregnado por todos lados, es grasa, si tienes en algunas zonas, mixta, y si no hay nada que absorber, es una piel seca, además, en la piel seca, después de lavarnos el rostro y esperar media hora, notaremos la necesidad de hidratarla porque la sentirás muy tirante.

Conocer tu tipo de piel te ayudará a crear tu propia fórmula mágica. Como ves, es sencillo, sólo tienes que estar dispuesta a cuidarte.

> *Dedícate tiempo.*
> *Eres la única persona que puedes cuidarte de verdad.*

¿Y ahora qué me pasa?

A diferencia del tipo de piel, que nos viene determinado genéticamente, el estado de la piel es algo puntual, provocado por un factor externo o interno. Es fundamental saber cómo está nuestra piel a cada momento para atender sus necesidades específicas. ¿Cuáles son los principales estados?

Las dichosas manchas
Con el paso de los años es uno de los problemas más habi-

tuales y por los que más consultas se reciben. Las más comunes son pecas, léntigo y melasma.

PECAS, SEÑAL DE AVISO CONTRA EL SOL

Se distinguen porque son pequeñas, como puntitos, muy comunes en las pieles muy claritas. Aparecen en las zonas que están más expuestas al sol como son cara y brazos. Es la respuesta al sol del cuerpo que, en vez de broncearse de manera homogénea, la melanina crea depósitos que salen en forma de puntitos. Aunque suelen desaparecer en invierno, tienen un origen genético.

El falso mito

Se suele decir eso de «tiene unas pecas muy graciosas», pero las pieles propensas deben tener muchísimo cuidado con el sol, ya que son las más propensas a sufrir melanomas. Si eres de tener muchas pecas, protégete mucho del sol, tu piel no está preparada para exponerse en exceso.

LÉNTIGOS, NO DEJES DE IR AL MÉDICO SI...

También conocidos como manchas de la edad o pecas grandes, son manchas redondas, color café con leche y muy definidas que aparecen en manos, brazos, escote y cara, sobre todo en personas mayores. Las pieles más claras son las más propensas a sufrirlas. Se ven mucho más en verano, pero, al contrario que las pecas, no desaparecen. Para quitarlas, se debe hacer con láser, pero ya os contaré más adelante que hay tratamientos que les van muy bien. En estas manchas, hay que estar especialmente atentos a si cambian de color o forma, si crecen, están menos definidas, con dos colores dentro de la mancha… y, en cuanto se detecte algún cambio, acudir siempre al dermatólogo.

MELASMA BAJO CONTROL
También conocido como manchas de embarazadas, suele distinguirse en frentes, mejillas o bigotes oscurecidos. Afecta muchísimo más a mujeres que a hombres y aparece, sobre todo, con cambios hormonales bruscos, como durante el embarazo y cuando se toman anticonceptivos. Aunque no se radica, puedes conseguir que no se vea atendiéndolo en tu rutina diaria.

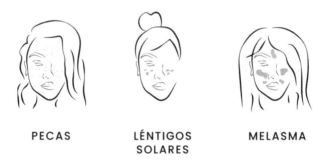

PECAS   LÉNTIGOS SOLARES   MELASMA

No me cansaré de repetir a lo largo de estas páginas que te mimes y te cuides, que no te abandones. Sobre todo, en este capítulo de las manchas, insisto en que es muy importante que te observes. Eres la única persona que puede cuidarte de verdad, la única persona que conoce tu cuerpo y tu piel. Solo tú sabes si te ha salido algo que no tenías, si antes tenía una forma o un color y ahora otro.

Hago extensible ese cuidado a toda tu piel, solo tú puedes conocerla, saber cómo suele reaccionar y qué productos le van bien. En tus manos está exclusivamente cuidarte, saber qué necesitas y atenderte. Gastarte un dineral en cremas o tratamientos para luego no tener una rutina en casa, de nada sirve.

El falso mito

No existe una sola crema milagrosa, existe un buen conjunto de rutina, que te va bien y te ayuda. Pero una crema sola no es milagrosa. De nada sirve gastarse doscientos euros en un producto si no nos cuidamos o no lo hacemos correctamente.

> Hacer un tratamiento facial y después no tener una buena rutina es como ir al gimnasio y luego comerte doce donuts, ¡no sirve de nada!

ACNÉ, AZOTE EMOCIONAL

El acné es la enfermedad cutánea más frecuente y por la que más consultas se realizan. Es también la que más afecta emocionalmente, ya que suele aparecer en personas muy jóvenes, en una edad especialmente complicada. Yo, personalmente, pasé un verdadero infierno hasta el punto de no querer salir de casa. Cuanto peor tenía la piel, más barbaridades hacía con ella, peor se ponía y más baja de ánimo me encontraba, y eso también me afectaba a la piel. Fue un círculo vicioso que después he visto repetido en muchas personas y que tenemos que romper cuanto antes. Para ello, atiéndala correctamente (huye de los remedios caseros, de lo que le va bien a la vecina y del exceso de información) y hazlo con paciencia, mimo y mucho respeto a ti misma. Nada de intransigencias ni de buscar pieles perfectas, sino sanas. En ese camino y con estos aliados nuestra piel mejorará muchísimo. Ámate, quiere cada una de tus partes, de tus sombras, eres la única persona que va a estar contigo siempre.

> *Ámate, quiere cada una de tus luces y de tus sombras, eres la única persona que va a estar contigo siempre.*

El acné es una enfermedad inflamatoria multifactorial que produce un exceso de actividad de las glándulas sebáceas. Cuando se obstruyen los folículos pilosos, se acumula sebo y las células muertas pueden llevar a la proliferación de bacterias, que infectan provocando pus. Donde más aparece es en rostro, pecho y espalda.

El acné suele clasificarse según su gravedad, severidad o edad en la que surja (a pesar de que está más presente en la adolescencia, puede surgir a cualquier edad):

- **Acné común o comedón:** distinguimos entre comedones cerrados, los típicos puntos blancos, o comedones abiertos, los conocidos como puntos negros o blancos. El negro es igual que el blanco con la diferencia de que el poro enquistado está abierto y, al contacto con la atmósfera, se oxida y se pone de color negro. No tienen por qué ir a más ya que, además, el oxígeno inhibe la bacteria.
- **Pápulas:** suelen verse como granos rojos e inflamados. Aunque ya hablaremos de su tratamiento más adelante,

te ruego desde ya que ¡no te los intentes explotar nunca! Tienen riesgo de dejar cicatriz.

- **Pústulas:** se ven granos inflamados y con la punta amarillenta.

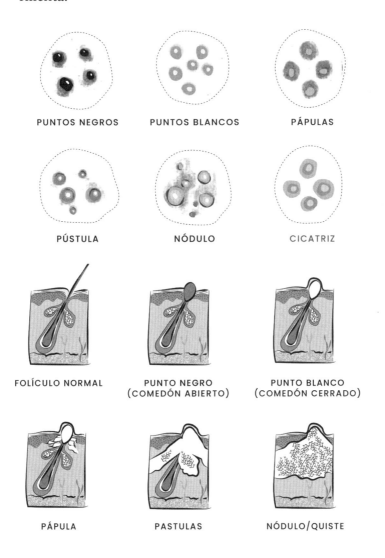

PUNTOS NEGROS   PUNTOS BLANCOS   PÁPULAS

PÚSTULA   NÓDULO   CICATRIZ

FOLÍCULO NORMAL   PUNTO NEGRO (COMEDÓN ABIERTO)   PUNTO BLANCO (COMEDÓN CERRADO)

PÁPULA   PASTULAS   NÓDULO/QUISTE

- **Nódulo:** es el tipo de acné más severo, los granos están muy inflamados y grandes. Son las que más riesgo tienen de dejar cicatrices, hundidas o elevadas. En caso de problemas graves o repetidos, o simplemente duda, es importante acudir al médico, ya que requieren tratamiento farmacológico.
- **Acné neonatal o del lactante:** es cuando a los bebés, normalmente los que toman leche materna, les salen de repente muchos granitos pequeños. Se ha evidenciado que la madre transmite sus hormonas a través de la leche, pero cuando dejan de tomar el pecho se regulan.
- **Acné adolescente:** cuando surge en los niños a partir de los once años aproximadamente, suele empezar en la frente para pasar a nariz y mentón. Conforme se va desarrollando más puede alcanzar también a espalda y pecho. Se estima que el 75 % de los jóvenes de entre once a dieciocho años padece acné, más mujeres que hombres.
- **Acné adulto:** son aquellas personas que lo llevan arrastrando desde la adolescencia, en un porcentaje muy alto está relacionado con problemas menstruales.
- **Acné tardío:** personas de veinticinco años en adelante que nunca han tenido problemas de acné y empiezan a sufrirlo. Se desconoce bien la causa que lo provoca, aunque es más común en mujeres que en hombres y parece ser que se ve desencadenado por el estrés y por las fluctuaciones hormonales del ciclo menstrual, el embarazo y la menopausia.
- **Acné rosácea:** provocado por la enfermedad de la rosácea, se distingue porque los granitos están localizados sobre

todo en la zona central de la cara, mientras que en las personas con acné pueden aparecer por todo el rostro. Además la piel suele estar enrojecida, con arañas vasculares, más irritada e inflamada, sobre todo en mejillas y nariz.

- **Acné cosmético:** provocado por el mal uso de cosméticos. Se produce cuando la piel se ve afectada por productos comedogénicos presentes en algunos cosméticos. Estos productos taponan los poros, bloquean las glándulas sebáceas y desencadenan la aparición de acné. Normalmente mejora cuando se deja de usar ese producto.

El acné viene provocado normalmente por temas hormonales, como la pubertad, menstruación y menopausia, algunos medicamentos, ambientes con bastante grasa como las cocinas, y temas emocionales, como el estrés.

También afectan, si tienes predisposición, los cambios de clima, la humedad, el calor y el exceso de sol y la alimentación. Evita, en la medida de lo posible, los alimentos con alto índice glucémico, como salado, embutidos, alimentos procesados y lácteos, especial y curiosamente la desnatada, que es la que más se relaciona con la aparición de granitos.

Falsos mitos

- El pobre chocolate, que tan mala fama tiene como enemigo del acné, no es negativo de por sí, lo perjudicial es el azúcar y todos los añadidos que tiene.

- Existe la falsa creencia de que el sol seca. Si la exposición es baja, sí puede ayudar a los granitos, pero si es larga provoca el efecto contrario: al sentirse seca, empieza a producir más grasa y empeora el acné. Con el sol, además, hay más riesgo de que se queden marcas.
- Es un mito que el acné es contagioso. Pese a que en su aparición interviene una bacteria, no se contagia a otras personas, aunque tengamos una relación muy estrecha.
- La idea de que lavar la piel constantemente ayudará a mantenerla limpia es falsa. Es muy común en pieles acneicas limpiar la piel de más por la sensación de suciedad que produce el exceso de grasa, pero no es aconsejable porque puede provocar un efecto rebote e irritar la piel. Es muy importante lavarla bien dos veces al día, mañana y noche, y, sobre todo, utilizar productos específicos para pieles grasas o con tendencia acneica.
- No es cierto que la pasta de dientes seque antes los granos. Es uno de los mitos más extendidos. La realidad es que utilizar pasta de dientes no ayuda con la desaparición de los granitos, lo único que podemos conseguir es irritar y dañar la piel.
- Una idea muy extendida es que el maquillaje causa acné. Es, a la vez, algo verdadero y falso. Si utilizamos maquillaje con gran cantidad de aceites y tenemos una piel con tendencia acneica, puede empeorar su estado si no desmaquillamos y limpiamos correc-

tamente la piel también. Pero, si utilizamos maquillajes aptos para pieles con granitos y realizamos después una correcta rutina de cuidado, no tiene por qué propiciar la aparición de brotes de acné.

Por encima de todo, recuerda lo que decía Oscar Wilde «amarse a uno mismo es el comienzo de un romance para toda la vida».

¿Piel deshidratada o piel seca?

A la hora de conocer el estado de nuestra piel y, por tanto, de nuestras necesidades, es importante distinguir entre piel deshidratada y piel seca, pues es muy habitual confundirlas, ya que tienen características similares.

Una piel deshidratada es un estado de la piel, es decir, un momento puntual. Puede suceder tanto en piel seca o en piel grasa. De hecho, es muy común en la grasa porque muchas veces la secamos en exceso. Una piel seca, por el contrario, es un tipo de piel, y quien la padece es de forma habitual y en todo el cuerpo, incluso en el pelo.

Mientras que la piel seca viene condicionada por genética principalmente, la piel deshidratada suele venir provocada por factores externos como calefacciones, aires acondicionados, mal uso de cosméticos, viento, sol, cambios de estación y factores internos como algunos medicamentos y cambios hormonales.

El falso mito

Beber agua es imprescindible para todo, pero no hay una relación directa entre beber poca agua y piel deshidratada. El cuadro te ayudará a diferenciarlas.

PIEL SECA	PIEL DESHIDRATADA
Comparten el picor de la piel, la tirantez, son pieles opacas y sin luz	
Presenta déficit de sebo (aceite)	Presenta déficit de agua
La piel está seca en todo el cuerpo y cabello	Las señales de piel deshidratada pueden notarse solo en algunas partes de nuestro cuerpo
Es un problema que nos acompaña siempre	Es algo puntual que puede afectar a todos los tipos de pieles
Es muy rugoso al tacto	No está tan rugosa como la piel seca porque es algo puntual
Una crema hidratante solo la alivia momentáneamente	Una crema hidratante la alivia: se nota en el momento y el efecto perdura

Recuerda siempre la importancia del manto hidrolipídico. Si lo mantenemos en buenas condiciones y bien sellado, no pierde hidratación y nuestra barrera de protección actúa.

Piel sensible, ¿siempre o de manera puntual?

Además de como un tipo de piel, incluyo la piel sensible también como estado, dependiendo de si se tiene en un momento puntual o se tiene siempre.

La piel sensible se trata de aquella piel cuya barrera de protección está rota, pierde agua y se daña fácilmente ya que absorbe mucho más cualquier producto. El resultado es una reacción de forma exagerada y rápida ante algún agente externo. Las pieles sensibles están normalmente tirantes y rojas, con calor, ardor y picor. Por los síntomas, se puede confundir con piel deshidratada, pero esta segunda no es consecuencia directa de ningún factor externo, no es una reacción.

Entre los factores internos que influyen en una piel sensible encontramos: fototipo uno o dos (pieles claritas), que tenga alguna patología como dermatitis o rosácea y estados emocionales, como ansiedad, estrés o depresión. Como agentes externos: factores ambientales, como el frío, el sol, el viento, las calefacciones, los productos con vitamina C, el mal uso de los cosméticos, algunas comidas, fumar y el alcohol, que deshidrata muchísimo.

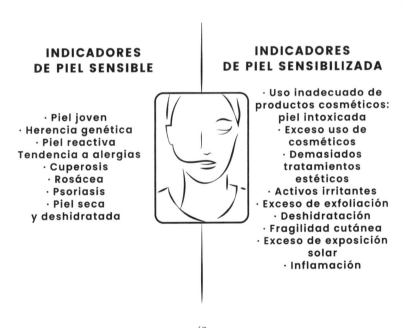

INDICADORES DE PIEL SENSIBLE

· Piel joven
· Herencia genética
· Piel reactiva
Tendencia a alergias
· Cuperosis
· Rosácea
· Psoriasis
· Piel seca
y deshidratada

INDICADORES DE PIEL SENSIBILIZADA

· Uso inadecuado de productos cosméticos: piel intoxicada
· Exceso uso de cosméticos
· Demasiados tratamientos estéticos
· Activos irritantes
· Exceso de exfoliación
· Deshidratación
· Fragilidad cutánea
· Exceso de exposición solar
· Inflamación

La arruga es bella… ¡pero no la aceleres!

A medida que pasa el tiempo, la piel va perdiendo volumen, densidad, y esto hace que aparezcan arrugas, flacidez, líneas, manchas y… ¿sabes que te digo? Que bienvenidas esas arrugas y todo lo que suponga envejecer porque eso significa que estamos vivas. No, no huyamos de ello. Lo que sí invito es a no provocar el envejecimiento prematuro.

Piel sensible	Piel sensibilizada
− Viene determinada por genética − Es un tipo de piel permanente − Piel reactiva − Tendencia a alergias − Piel seca y deshidratada − Textura piel fina y translucida − Enrojecimiento y picazón o sensaciones de ardor	− Viene determinada por factores externos, agentes irritantes − Es puntual − Piel irritada − Enrojecimiento y picazón − Los síntomas son muy parecidos a la piel sensible, pero la gran diferencia es que su origen es siempre por factores externos que irritan nuestra piel. Evitando esos factores, nuestra piel vuelve a la normalidad.

La mayoría de los casos de envejecimiento prematuro se deben a la exposición solar prolongada, el fotoenvejecimiento. Esa exposición prolongada disminuye el colágeno y la elastina de la piel, lo que provoca falta de firmeza y acelera la aparición de arrugas y manchas. Decimos que los asiáticos parecen mucho más jóvenes y, si bien es cierto que hay una parte genética, por encima de todo se debe a que se protegen del sol.

Como agentes externos también influyen la contaminación, el tabaco, la mala alimentación y la falta de sueño. ¡Ahora entenderás qué acertada la frase de tener un sueño reparador! Otros factores que influyen son el tipo de piel (una piel grasa tarda más en envejecer), el estado hormonal y el emocional. Cuántas veces se han hecho comparativas de políticos antes y después de entrar en el poder y se nota el envejecimiento en pelo, piel, cara… También cuando alguien está pasando un momento difícil o ha tenido una pérdida, envejece años de golpe.

> *Bienvenidas las señales de envejecimiento, porque significa que estamos vivas, pero que sean arrugas de tanto sonreír no provocadas por malcuidarnos.*

Ojeras y bolsas, miradas que delatan

Los ojos reflejan nuestras emociones. La piel del contorno es la más fina y sensible del rostro y se convierte en espejo de nuestro sentir físico y emocional. Ojeras y bolsas son una de las principales causas de consulta.

Ojeras
Es uno de los primeros signos de envejecimiento que podemos tener, ya que el contorno de ojos, además de ser una piel muy sensible, apenas tiene glándulas sebáceas, lo que hace que esté muchísimo más deshidratada, con lo que aparecen

más líneas, arruguitas y flacidez. La falta de sueño es otra de las principales causas que destaca la aparición de ojeras. También influyen la exposición al sol y a las pantallas, ya que es una zona muy frágil y en constante movimiento.

Las ojeras varían en función de su coloración, marrones o azules.

Consejo

❄ Si no tienes claro si tus ojeras son marrones o azules, ponte ante el espejo con luz y estírate la piel de la ojera, verás perfectamente su color.

❄ Las **ojeras marrones** son pigmentarias, se deben a un exceso de melanina en la zona, por lo que la exposición solar es muy perjudicial. Suelen tener origen genético y son propias del envejecimiento.

❄ Las **ojeras azules** violáceas están determinadas por problemas vasculares. Al estirarse la piel se ven muy bien las venitas. Además del origen genético, es un problema vascular. Les afecta más el estrés y la falta de sueño.

Bolsas

¿Te cambian las bolsas durante el día? ¿Recién levantada tienes más bolsas? ¿Durante el día desaparecen o te las ves mucho menos? Estas preguntas son las claves para que sepas qué tipo de bolsa tienes y cómo tratarla.

Bolsas de líquido. Las distinguirás porque recién levantada, más inflamada, tienes más. Se trata de un proceso in-

flamatorio y el origen principal suele ser la retención de líquidos. Se agravan, por tanto, con todo lo que influye en
la retención de líquidos, como la alimentación, el estilo de
vida y la falta de sueño. Bolsas de grasa. No varían y están igual a lo largo del día.
Suelen surgir con la edad.

Rosácea, una afección crónica bajo control

Se trata de una afección inflamatoria cuyo origen se desconoce, aunque se consideran como principales causas un problema inmunológico, una hiperactividad vascular o *demodex
foliculorum*, unos microorganismos que se encuentran muy

ROSÁCEA	PIEL SENSIBLE	CUPEROSIS
· Rojez permanente y en ocasiones vasos sanguíneos o granitos. · En función de agentes externos puede llegar a la rojez más extrema o flash. · Factores que la agravan son la exposición solar, productos que la sensibilicen más, calor, agua caliente, frío y viento.	· Reacción rápida y exagerada a agentes externos que provoca irritación, picor, escozor,enrojecimiento y tirantez. Entre los factores externos que la agravan están el sol, el calor, el viento, el mal uso de cosméticos, tabaco o alcohol. También se ve alterada por los estados emocionales.	· Rojez transitoria acompañada de vasos dilatados, pequeñas venitas en las mejillas. · Se puede percibir sequedad y sensibilidad.

a menudo en personas con rosácea. Pese a ser una enfermedad crónica, existen muy buenos tratamientos para poder tenerla controlada y evitar esa barrera tan alterada en la que se suele mostrar.

Es habitual confundirla con cuperosis y piel sensible. Os dejo aquí un cuadro para distinguirlas.

Dermatitis, espejo de nuestro interior

Dermatitis atópica

La dermatitis atópica, también conocida como piel atópica, es un problema alérgico que afecta a todas las edades, desde los bebés.

La piel es muy reactiva y se irrita con facilidad. Se caracteriza por picores y rojeces, que se agrava por diferentes factores principalmente emocionales, como el estrés. Afectan también la contaminación o productos que te irriten. A diferencia de la rosácea, que se puede tener más controlada, esta tiene episodios en que se dispara. Además de afectar al rostro puede afectar al cuero cabelludo y al cuerpo entero.

Se confunde también con la piel sensible. Frente a esta, la dermatitis atópica, provocada la mayoría de las veces por un factor interno, puede presentar en los brazos manchas blancas y granitos que al tacto están rugosos. Se trata de una acumulación de queratina y se llama queratosis *pilaris*.

Dermatitis de contacto

Se produce cuando la piel, al estar en contacto con alguna sustancia, se irrita, enrojece, inflama y pica.

Dermatitis seborreica

Es una enfermedad crónica de origen inflamatorio cuyos brotes se pueden controlar. Es muy similar a la psoriasis. Afecta mucho el cuero cabelludo, que parece tener caspa, y está provocada normalmente por exceso de sebo; y a la cara, característica por esas ronchas y descamaciones en cejas, aletas de nariz, entrecejo y pecho. Los brotes llegan por un estado emocional, como el estrés. Se estima que puede afectar al 50 % de la población.

Junto con la rosácea y el acné es una de las enfermedades que provoca más problemas de autoestima, porque esa sensación de caspa continúa crea un rechazo en la sociedad al relacionarse con falta de higiene, cuando no tiene nada que ver.

¿Hay más estados de la piel? Sí, muchos más. No he traído todos, solo los más comunes y los que están en nuestras manos atender con un buen cuidado y una buena rutina. La psoriasis, por ejemplo, esas placas rojizas elevadas, a veces con escamas, que tanto pican y aparecen sobre todo en codos, rodillas e incluso en el cuero cabelludo, también afecta a muchas personas, especialmente en períodos de estrés. No quiero incidir en ellas, sin embargo, porque necesitan un tratamiento médico más allá del objetivo de este libro, que es el tratamiento que podemos darle nosotros en casa.

¿Y tú cómo eres? Ejemplos prácticos

¿Cómo es tu piel? ¿Qué necesidades tiene? Estoy segura de que, según hemos ido avanzando en estas primeras páginas, ya has ido conociendo mejor tu piel. Los pasos para aportarla lo que mejor le conviene son:

- Detectar nuestro tipo de piel: normal, seca, mixta o grasa.
- Valorar si, además, es sensible.
- Anotar el estado en el que se encuentra: si está deshidratada, tiene manchas, arrugas, flacidez, acné, marcas, rojeces, un aspecto apagado o, entre otras cosas, está asfixiada (me refiero a una piel engrosada, de tacto rugoso y falta de luminosidad y jugosidad y que puede tener *miliums* —quistes blancos o amarillentos que aparecen en la piel— y puntos negros).

Os animo a que cojáis papel y boli y anotéis el tipo y estado de vuestra piel. Con toda esta información tendremos lo necesario para crearnos una rutina que se adapte a nuestras necesidades. Aquí os traigo unos ejemplos de los casos más comunes que me encuentro.

- Ante una persona que se nota la piel tirante, que se enrojece y se irrita con facilidad, al tacto se siente áspera y se le marcan las líneas de expresión, podemos ver una piel seca y sensible. Por tanto, en su rutina deberíamos buscar productos aptos para pieles sensibles, muy nutritivos para controlar la sequedad y con un tratamiento para prevenir y mejorar la aparición de arruguitas.

- Alguien cuya piel siempre ha sido muy grasa, pero últimamente la nota también apagada, más sensible y que se enrojece con más facilidad, tirante e incluso con alguna zona que se escama. Se nota, además, las ojeras más marcadas y se ve la cara con más aspecto de cansancio. En este caso probablemente estemos delante de una piel grasa deshidratada. Es algo habitual ya que, en muchos casos, las personas con piel grasa utilizan tantos productos secantes y tan poco hidratantes que pueden acabar deshidratándola. En estos casos, l ideal es buscar productos que aporten esa hidratación que falta en la piel, pero que sean aptos para una piel grasa para evitar los brotes de acné.

- Una persona con la piel grasa en algunas zonas y seca en otras, y siempre con granitos, probablemente tendrá una piel mixta con tendencia acneica. Entonces, deberíamos buscar una rutina apta para pieles mixtas y añadir un tratamiento para controlar el acné (veremos rutinas y tratamientos específicos más adelante).

Os comparto algunos de los mensajes que me habéis enviado cuando en Instagram he preguntado cómo os veíais la piel:

test

Por lo que esta persona comenta, seguramente estemos hablando de una piel mixta, pues se nota el exceso de grasa solo en el centro (la zona T). Una vez que ya sabemos la base de su piel, que nos servirá para buscar productos que se adapten a sus necesidades, debemos observar en qué estado está y qué queremos tratar. En este caso, la cuperosis y las ojeras pigmentadas. Más adelante veremos los productos adecuados para tratarlas.

Siento que tiene brillos en el centro, alguna mancha en la zona de las orejas y cuperosis

RESPONDER 〉

Si es grasa en algunas zonas y más seca en otras podemos estar hablando de una piel mixta. También puede ser que, en vez de una piel mixta, sea una piel grasa deshidratada y por eso se la nota seca. Además, cuando nuestra piel está deshidratada, suele estar más sensible. En este caso falta información para poder valorar adecuadamente, por eso insisto en la importancia de no quedarnos solo en nuestro tipo de piel.

Seca, grasa y sensible 😶😵😊

RESPONDER 〉

Es muy común que las pieles con manchas se vean apagadas sin luminosidad. La contaminación a la que estamos expuestos y la exposición solar altera nuestra piel, causando la aparición de manchas y dando un tono apagado a nuestra piel. En estos casos, como veremos más adelante, protegernos del sol y el uso de antioxidantes como la vitamina C nos ayudará a combatir y prevenir manchas y nos devolverá la luminosidad a nuestra piel.

Apagada. Sin luz y con manchas 🙁

RESPONDER 〉

Muy aceitosa, poros grandes, acné

RESPONDER 〉

En este caso, en el mensaje se expresan características claras de piel grasa con tendencia acneica (más adelante veremos cómo hacer una rutina adaptada a este tipo de piel).

Seca después del limpiador, con comedones y algún granito y sensible a activos fuertes

RESPONDER >

Cuando, después de utilizar un limpiador, nuestra piel queda tirante, deberíamos valorar cambiar de limpiador. Para esta piel con granitos y sensible deberíamos buscar un limpiador suave (evitaremos así la deshidratación, que también empeora la sensibilidad de la piel y la sensación de tirantez) y un tratamiento para acné apto para pieles sensibles (estos tratamientos los analizaremos en próximos capítulos)

Recuerda que...

❀ Para tratar tu piel de manera adecuada, debes conocerla bien, saber el tipo que tienes, el estado en el que está y sus necesidades a cada momento.

❀ La clave para conocer tu piel es dedicarte a ella, dedicarte a ti, y hacerlo no porque tienes que hacerlo, sino porque quieres hacerlo, porque te lo mereces, porque quieres ofrecer la mejor versión de ti.

❀ El tipo de piel viene determinado por genética. Nos acompaña durante toda la vida. Puede ser grasa, seca, mixta y sensible.

❀ El estado de la piel es algo puntual, provocado por un factor externo e interno. Los problemas más comunes (no pertenecientes al campo médico) son manchas, acné, envejecimiento, piel sensible, piel deshidratada, rosácea, ojeras, bolsas, dermatitis atópica y seborreica.

3.

Sigue el latido de tu corazón
Rutina facial

La apariencia de las cosas cambia según
nuestras emociones y así vemos la magia
y la belleza en ellas mientras que
la magia y la belleza están realmente
en nosotros mismos.

KHALIL GIBRAN

El primer paso para cuidarse es querer cuidarse. ¿Quieres hacerlo? ¿Estás dispuesta? La constancia, como ya he avanzado, es una de las claves para tener una piel sana y para mantenerla hay que seguir las directrices del corazón, no lo que nos venga impuesto. ¿Te ha pasado alguna vez que te has tomado muy en serio la alimentación o hacer deporte para llegar a tu peso deseado y a los días has abandonado tu objetivo? Ocurre muy a menudo especialmente con el comienzo de año o de curso cuando nos hacemos una larga lista de promesas que vamos a cumplir y al mes ya nos hemos rendido.

¿Por qué? Porque suelen ser imposiciones que nos vienen de fuera, *tengo que*, no verdaderos deseos. Como decía el poeta Khalil Gibran, «la magia y la belleza están realmente en nosotros mismos». Sí, están en nosotros, en nosotras, pero tenemos que atenderlas y cuidarlas, darles esplendor. Y esa es nuestra responsabilidad.

Hay una bella historia, *El Buda de oro*, que nos recuerda metafóricamente la tendencia tan habitual de esconder nuestra parte más hermosa, más auténtica.

En 1957, los monjes de un monasterio de Tailandia se vieron obligados a trasladar una enorme figura de arcilla de un Buda de un templo a otro. En el traslado, unas lluvias torrenciales cayeron sobre la estatua deshaciendo la arcilla. Bajo esta capa se encontraba una espectacular figura de oro macizo. Cientos de años antes, unos monjes la habían cubierto con arcilla para evitar que fuese robada y así se quedó. Hoy el templo de Wat Traimit, en Bangkok, acoge este impresionante Buda de oro macizo de tres metros de altura.

Para mostrar ese oro que hay en nuestro interior no son necesarias unas proporciones perfectas ni mucho menos. Perfecto nada, recuerda, borremos la palabra perfección de nuestro vocabulario. Solo tenemos que dejarnos llevar por el GPS de nuestro latido, ese que siempre quiere lo mejor para nosotros y que nos indica nuestro verdadero camino, el único y exclusivo nuestro, la esencia que hemos venido a dejar en el mundo. No es un acto egoísta: cuando estás bien, cuando te quieres y atiendes, tienes el corazón más abierto y das lo mejor de ti a quienes te rodean.

> *Déjate llevar por el GPS del latido de tu corazón,*
> *ése que siempre quiere lo mejor para nosotros.*

¿Cómo empezar? Empezando. Como decía Lao-Tse, «un viaje de mil millas comienza con el primer paso».
¿Dispuesta? Comencemos ese viaje, ya verás qué sencillo es.

No hay productos milagrosos, el milagro eres tú

La salud de la piel viene dada por una buena rutina, que vamos a desarrollar en este capítulo. Te adelanto algunas claves para seguirla correctamente:

* Entre producto y producto, espera una media de un minuto para que los productos se absorban bien.
* Seamos prácticas. Hay que hacer rutinas que se puedan cumplir, que sean ágiles y se adapten a nuestro día a día porque, de lo contrario, las dejaremos enseguida. Personalmente, pienso que las rutinas con muchos aparatos y productos son la mayoría de las veces inviables. No nos compliquemos, seamos sencillas. Como verás, con los hábitos que vamos a aprender tardarás cinco minutos en tu rutina diaria, por lo que, si te está dando pereza cuidarte o te estás poniendo la excusa de falta de tiempo, no te va a valer… Tu piel y tú lo agradeceréis y lo conseguiremos sin obsesiones ni complicaciones. Merece la pena probar, ¿no?

> *Con una buena y sencilla rutina, tu piel y tú lo agradeceréis y lo conseguiremos sin obsesiones ni complicaciones.*

- Recuerda que no hay tratamientos milagrosos, el milagro eres tú y tu constancia y los resultados de esa constancia tardarán unos veintiocho días en verse, el tiempo que necesita la piel en regenerarse. Así que, ya sabes, constancia y, eso sí, también un poquito de paciencia. Hay una futura versión de tu piel que estará muy orgullosa si no te rindes ahora.
- La rutina de la mañana y de la noche no deben ser iguales, ya que la piel no se comporta igual. Todo lo que pongamos a nuestra piel por la mañana debe ir enfocado a protegerla, porque vamos a salir a exponernos al mundo, y por la noche, que es cuando se regenera y, además, es más permeable y absorbe mejor los principios activos, a repararla o transformarla. Asimismo, la mayoría de estos principios activos suelen ser más fuertes y no es conveniente que estén en contacto con el sol.

En este cuadro, podéis ver las principales diferencias, cuyas rutinas desarrollaremos en las próximas líneas. (Si todavía no buscamos tratar nada concreto, solo mantener la piel limpia e hidratada, podemos hacer la misma rutina por el día y por la noche).

☀ MAÑANA ☀	☾ NOCHE ☾
Objetivo de la rutina diaria: proteger la piel	Objetivo de la rutina diaria: reparar y regenerar la piel
Limpieza sencilla (un paso de limpieza) para retirar el exceso de grasa o producto de la noche anterior	Doble limpieza para quitar toda la suciedad acumulada por contaminación, sebo, maquillaje, etc.
Imprescindible después de la limpieza:	Imprescindible después de la doble limpieza:
· Crema adecuada a nuestro tipo de piel · Protector solar	· Crema adecuada a nuestro tipo de piel o alo que queramos tratar
¿Cuándo realizarla? Después de nuestra higiene diaria de las mañanas	¿Cuándo realizarla? Media hora antes de irse a dormir y después de haberse lavado los dientes

Rutina básica *vs.* rutina avanzada

Como os he avanzado en el cuadro anterior, hay tres productos básicos en nuestra rutina diaria: limpiador, crema hidratante y protector solar. Hay otros muchos productos muy interesantes, pero no son imprescindibles.

Mi recomendación es que, si tienes una piel joven sin ninguna patología o te has comprometido contigo misma a empezar a cuidarte ahora, te centres en la rutina básica. Ya habrá tiempo de ir añadiendo otros productos. Recuerda: menos es más, simplifiquemos nuestra vida en la rutina de belleza y en el día a día en general, que ya suele ser complicado con nuestro ritmo habitual. Además, conviene ir introduciendo poco a poco los productos para ver cómo van sentando, igual que a los bebés se les van introduciendo los alimentos para observar si los toleran bien. Si cambias tu rutina completamente, algunos productos pueden irritarte y no saber a cuál se debe.

Los imprescindibles en cada rutina serían así:

Rutina básica

Mañana: limpieza – hidratación – protección solar.
Noche: limpieza – hidratación.

Rutina media

Mañana: limpieza – antioxidantes – hidratación – protección solar.
Noche: doble limpieza – tratamiento – hidratación.

Rutina completa

Mañana: limpieza – antioxidantes – contorno de ojos – hidratación – protección solar – bálsamo de labios.
Noche: doble limpieza – contorno de ojos – tratamiento – hidratación – bálsamo labios.

Puntualmente: mascarillas y exfoliantes.

(Cuando hablo de productos tratamiento, me refiero a cosmética enfocada como tratamiento intensivo contra manchas, acné, rojeces, envejecimiento, etc.).

Menos es más, simplifiquemos nuestro día a día.

El orden de los productos sí altera el resultado

El orden de los productos genera siempre muchas dudas. Limpiador, tónico, crema, contorno de ojos, sérum, mascarilla… ¿cuándo ponerse cada producto? Una regla muy fácil de seguir es utilizar los productos de menor a mayor fluidez. Teniéndola en cuenta, te será mucho más sencillo tenerla presente y seguir siempre los mismos pasos. Aunque no es cierto, como se dice, que un producto de poca fluidez vaya a ser oclusivo e impedir que el resto de los productos penetre, sí es verdad que, al ser mucho más denso, puede evitar que penetre del todo.

El orden quedaría de la siguiente manera:

1. Por la mañana, limpieza, tónico (si se usa), sérum antioxidante, contorno de ojos (si se usa), crema hidratante, protección solar, bálsamo de labios.
2. Por la noche, doble limpieza (limpiador en base aceite y acuoso), exfoliante (puntual), tónico (si se usa), mascarilla (puntual), contorno de ojos (si se usa), sérum tratamiento, crema hidratante, aceite (si se usa), bálsamo de labios.

Aunque lo veremos detenidamente más adelante, veréis que el contorno de ojos normalmente se aplica después del sérum y antes de la crema, pero en este dibujo lo he puesto antes que el sérum. Es muy probable que por la noche utilicemos sérum de tratamiento con principios activos irritantes, por lo que es preferible aplicar el contorno de ojos (si se usa) primero. Así protegemos la zona del contacto con el sérum y prevenimos que se irrite la zona.

Rutina de día

Veamos más detallados cada uno de los pasos que complementan la rutina de la mañana.

Limpieza, un básico mañana y noche

La limpieza es imprescindible para una piel sana tanto por la mañana como por la noche. No se trata solo de limpiar el maquillaje, sino de toda la suciedad, impurezas y residuos que se van acumulando a lo largo del día sobre la piel, siempre expuesta a contaminación, polvo, sudor, exceso de sebo, células muertas, etc. La limpieza del rostro ayuda a mantener los poros limpios, previene la aparición de puntos negros y prepara la piel para absorber mucho mejor.

¿Por qué es importante limpiar la piel por la mañana?

Obviamente, el paso de limpieza más importante es el de la noche, pero por la mañana también es recomendable realizarla porque, mientras dormimos, se acumulan en nuestra piel bacterias, suciedad, exceso de grasa y sudor que debemos eliminar para mantener nuestra piel sana.

Consejos

Es fundamental encontrar el limpiador adecuado para nuestra piel, que no la irrite y aporte lo que necesita según tu tipo y necesidad puntual. Yo me fijo en la textura del limpiador y en los principios activos que contenga.

Más adelante veremos los mejores productos según el tipo de piel.

No soy partidaria de utilizar limpiadores caros ni con tratamientos específicos, como, por ejemplo, para las manchas, porque minutos después lo vas a retirar. Creo que es mejor cubrir las necesidades de la piel a través del sérum y de las cremas porque van a quedarse en tu piel.

Ten en cuenta siempre que tu limpiador respete el pH de tu rostro. Para ello, evita utilizar el jabón de manos o gel de cuerpo porque irrita y rompe el manto hidrolipídico, resecando mucho la piel.

Recuerda que el buen uso de un limpiador nos va a ahorrar productos y dinero. En muchas ocasiones, utilizamos limpiadores a diario que nos van resecando la piel y después debemos poner mil productos para devolverle la hidratación. Si aplicamos el limpiador correcto nos ahorraremos pasos extras después.

Por la mañana, con el uso de un limpiador es suficiente, como os avanzaba en el cuadro. Simplemente, lava tus manos, humedece tu piel y aplica el limpiador directamente con tus dedos. Por la noche, sin embargo, es necesaria una limpieza más exhaustiva, una doble limpieza.

Evita las toallitas, algodones, discos, cepillos limpiadores o cualquier aparato para limpiar. No son malos, pero personalmente me gusta más la limpieza con las manos recién lavadas. A pesar de que hay productos de silicona, que son más higiénicos, por lo general estos productos acumulan suciedad y humedad y son un reclamo para hongos y bacterias. Solo los recomendaría si eres muy meticulosa con la limpieza a la hora de guardarlos. No obstante, apuesto por la limpieza con las manos porque así notamos la piel y evitamos el exceso de exfoliación que provocan los elementos externos.

La temperatura del agua debe ser siempre tibia, tirando a fresquita, porque el agua caliente reseca muchísimo.

A la hora de limpiarte, retira muy bien el pelo y asegúrate de limpiar bien la zona donde se inicia el cabello. Es muy común que salgan granitos en la zona más próxima al cabello y es porque, si no retiramos el pelo, no limpiamos bien.

No te olvides del cuello y parte superior del pecho, que forma parte de la rutina facial. Hazlo con los mismos productos que el rostro.

Aclara muy bien los limpiadores. No te dejes restos.

Seca siempre tu piel con una toalla de algodón
exclusiva para ti y tu rostro, suave y sin pelusa,
y a toquecitos, nunca frotando la piel,
así evitarás irritarla.

La pregunta
¿Qué hago si voy al gimnasio?
Si vas por la mañana, cuando te levantes aplícate el limpiador y el protector solar y con eso es suficiente. Ya de vuelta, tras la ducha, puedes realizar tu tratamiento habitual de mañana.

Si vas al mediodía, cuando termines en el gimnasio debes repetir la rutina de la mañana. En este caso, como la rutina se va a realizar tres veces a lo largo del día, conviene utilizar limpiadores más suaves.

Si vas por la tarde, simplemente debes realizar tu rutina de noche cuando estés en casa.

¿Y si trabajo por la noche?
Mi consejo es que adaptes tu rutina al momento en el que sales de casa, como si fuese la de la mañana, y cuando te vayas a acostar, independientemente de la hora que sea, como si fuese la rutina de noche. Aunque la piel no se comporta igual de día que de noche, esta rutina te va a simplificar la vida. Antes de salir a la calle, si es de día, haz tu limpieza diaria y aplícate crema con antioxidantes y protección solar y, si no te va a dar el sol, sin protector. Antes de dormir, utiliza una rutina enfo-

cada a reparar. Presta especial atención en retirarte bien, antes de salir de casa, los productos que hayas usado mientras has dormido, porque hay algunos principios activos, como los retinoides, que pueden irritar tu piel con la exposición solar.

TÓNICOS, FALSOS MITOS Y USOS ERRÓNEOS

Según la Real Academia Española, los tónicos se refieren a una rama cosmética, y son lociones ligeramente astringentes cuya principal función en el cutis es limpiarlo y refrescarlo. Esta definición va unida a los inicios de los tónicos, pero estos ya no tienen sentido tal y como se crearon. En su día se hicieron para restablecer el pH de nuestra piel y acabar de limpiarlo. Hoy hay mucha más variedad de limpiadores y el tónico no se debería usar para acabar de limpiar la piel; si te aplicas el tónico con un disco o algodón y acaba sucio, el paso de limpieza no está bien hecho. Además, los limpiadores actualmente no son tan agresivos con la piel, por lo que cuidan el pH. La piel por sí misma ya tiene la capacidad de regular el pH por su cuenta, y seguramente los productos que apliquemos después, como sérum y cremas, también ayudarán a ello, por lo tanto, su uso es totalmente prescindible. Se pueden utilizar, si resultan agradables por la sensación que dejan, pero no los considero necesarios salvo en pieles con tendencia acneica (más adelante os explicaré por qué).

Hay un error muy extendido también en torno a los tónicos, ya que se cree que cierran los poros y no es así. Los poros no tienen un músculo que contraiga, solo una buena rutina que los mantenga limpios nos permitirá mantenerlos controlados.

Los tónicos los podemos dividir en:

- Tónicos hidratantes y calmantes: destinados a aportar hidratación y calmar la piel. Son una buena opción para pieles irritadas o sensibles.

- Tónicos exfoliantes: con principios activos que ayudan a microexfoliar la piel como ácido glicólico, ácido salicílico o retinol, entre otros. Idóneos para pieles con acné, como veremos más adelante.

- Tónicos antioxidantes: contienen principios activos antioxidantes como vitamina C. Su uso es opcional, ya que es mejor utilizar otros productos como sérums o cremas antioxidantes.

Consejo

❋ Si vas a usar tónicos, busca que sean calmantes o hidratantes. Aplícalos siempre después de una buena limpieza, no como sustitutivos.

❋ Utilízalos siempre sin base alcohólica, por tanto, no astringentes, ya que secan e irritan mucho la piel.

❋ Aplícatelos con las manos bien limpias, y con las yemas de los dedos dando toquecitos.

❋ Evita el algodón o el disco, además de absorber gran parte del producto, hace fricción sobre la piel y la irrita.

❋ Olvídate de la costumbre errónea de pasarse el algodón para ver si sale sucio. Si es así, debemos repasar nuestra rutina de limpieza porque algo está fallando.

❀ No los retires después de ponértelos. Simplemente, deja que la piel los absorba.

❀ Los tónicos en forma de bruma puedes utilizarlos en verano especialmente por la sensación de frescor que producen más que porque tengan una función calmante. Yo siempre llevo una bruma en el bolso en verano.

SÉRUM, UN «CHUTE» DE PRINCIPIOS ACTIVOS

El sérum es un tratamiento cosmético que se caracteriza por tener una alta concentración de principios activos; además, su textura favorece una absorción más rápida y profunda. La base de un producto cosmético es agua y grasa, cuya proporción va a hacer que sea más denso o ligero. Es decir, si lleva más proporción de agua será más ligero y, si por el contrario lleva más proporción de grasa, será más denso. En el caso de los sérum, apenas tienen base, por lo que su proporción de principios activos suele ser mucho más potente con respecto a una crema.

El sérum está hecho con partículas muy pequeñas, lo que facilita que sus principios activos penetren de manera más profunda. Por el contrario, las cremas suelen tener partículas más grandes para tratar más en la superficie.

Existen distintos tipos de sérum según las necesidades de nuestra piel, aunque su función es siempre reparar, regenerar y nutrir. Las cremas, por su parte, están más enfocadas en hidratar y proteger la piel de las agresiones externas por su textura, que les hace quedarse en la superficie de la piel. En muchas ocasiones me preguntáis qué es mejor utilizar, si crema o sérum. Como veis son productos compatibles, ya que tienen distintas formulaciones y efectos. Se complementan a la perfección.

Como la función del sérum es, principalmente, tratar, no lo recomiendo en una piel muy joven sin patologías ni en la rutina simple, especialmente si has decidido empezar a cuidarte. Recuerda empezar poco a poco: primero, porque podrás cumplir mejor tu promesa; segundo, porque, según vayas ampliando el uso de productos, podrás ver los que te van bien.

Hay diferentes tipos de sérum según sus funciones, que vienen dadas por su composición

- Sérum hidratante: pueden utilizarse de día y de noche. Son interesantes para pieles secas o deshidratadas, ya que suponen un extra de hidratación para nuestra piel.
- Sérum antioxidante: para todo tipo de pieles, es un básico que toda rutina debe tener. Está recomendado sobre todo por la mañana para proteger la piel del daño oxidativo.
- Sérum tratamiento: todos aquellos sérum destinados a tratar manchas, arrugas, acné, marcas, rojeces… Cada persona, según las necesidades de su piel, tendrá que escoger el que mejor se adapte a aquello que quiera mejorar. Se recomienda su uso en la rutina de noche (en la rutina de la mañana se complementa con sérum antioxidante).

La pregunta
¿El sérum de día debe ser diferente al de la noche?

Puedes aplicarte el mismo sérum por la mañana y por la noche (siempre y cuando su formulación sea apta para la exposición solar) o solo en una de las rutinas. Si es un sérum enfocado a tratar alguna necesidad, recomiendo por la noche porque nuestra piel está más receptiva y podemos sacarle mayor partido al tratamiento. Recordemos, de día buscamos proteger; de noche, reparar.

Siguiendo esta premisa, lo ideal por la mañana es aplicar sérum con mezclas hidratantes y antioxidantes.

¿Por qué antioxidante? Porque durante el día nos exponemos a contaminación, tabaco, radiación solar, luz azul de los dispositivos, etc. y todo esto genera una oxidación celular que provoca la aparición de arrugas prematuras, pérdida de tono y luminosidad, manchas... Los antioxidantes como la vitamina C, la más conocida; la vitamina E o la niacinamida (de las que hablaremos en el capítulo 5) retrasan o inhiben esta oxidación; por lo tanto, su uso es fundamental para mantener la piel en buenas condiciones.

Si queremos tratar algo más sobre nuestra piel (acné, manchas, marcas, rojeces, envejecimiento, etc.) lo haremos por la noche aplicando un sérum adecuado al fin que buscamos.

Si no es el caso y no tenemos nada concreto que tratar, se puede aplicar el sérum antioxidante tanto de día como de noche, aunque tiene más sentido por el día porque, como hemos visto, aparte de sus beneficios, nos proporcionará protección frente a los agentes externos a los que nos enfrentamos en cada jornada.

Consejos

Aplícate el sérum siempre sobre la piel limpia y —siguiendo la norma de más a menos fluido— antes del contorno de ojos, si lo usas, y la crema, que puede evitar que penetre menos.

Excepcionalmente, si el sérum tiene principios irritantes, utiliza primero el contorno de ojos para proteger la piel de esos ingredientes.

La pipeta nunca debe tocar directamente la piel, ya que, al introducirla de nuevo en el envase, puede contaminar el producto.

La manera correcta de aplicárselo es poniendo el producto en los dedos (sin tocarlos con la pipeta) y frotarlo un poco entre las yemas para luego extenderlo sobre el cutis a base de toquecitos.

No es necesario aplicar una gran cantidad. Con cuatro gotas es suficiente.

Espera a que se absorba bien antes de aplicarte la crema, salvo cuando la crema tenga un objetivo hidratante o nutritivo. Entonces, se recomienda aplicarlo con la piel húmeda, siempre que no tenga principios activos fuertes para evitar que irrite.

El sérum suele producir mucha confusión con las esencias. Estas tienen una textura más acuosa y ligera y su principal función es hidratar por lo que, si usamos un sérum adecuado, no son necesarias.

Muchas veces me contáis que tenéis dos sérums: por ejemplo, uno hidratante y otro con vitamina C antioxidante. Aunque en la mayoría de los casos no es necesario tener dos, si es tu caso, primero aplicaremos el tratamiento; es decir, la vitamina C, y después la hidratación. Si vas a combinar varios productos, asegúrate siempre que sus principios activos se pueden mezclar y no irritan la piel. Más adelante, veremos los ingredientes que se pueden combinar y los que no.

En ocasiones, se puede confundir sérum, esencias y ampollas. La principal diferencia está en la concentración de sus ingredientes y en su textura. Mientras que el primero es un tratamiento recomendable en la mayoría de las rutinas, las dos segundas no son indispensables. Las esencias, ligeramente líquidas frente al sérum y menos concentradas, sirven principalmente para hidratar y se pueden aplicar mañana y noche. Las ampollas, por su parte, preparadas con una textura para que penetren mejor y más profundamente, son más concentradas y están destinadas a un tratamiento puntual. Se aplican en la rutina de noche para dar un aporte extra a la piel, de ahí que suelen venderse en monodosis o cajas para tratamientos de quince o treinta días.

ESENCIAS, SÉRUMS Y AMPOLLAS

¿Cuál es la diferencia?

La principal diferencia es el nivel deconcentraciónde los ingredientes y su textura.

La esencia es la menos concentrada y más líquida, mientras que la ampolla es la más concentraday puede o no ser menos líquida.

Las esencias y ampollas pueden faltar, pero el sérum es indispensable.

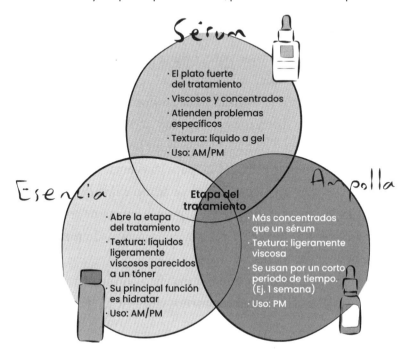

Sérum
- El plato fuerte del tratamiento
- Viscosos y concentrados
- Atienden problemas específicos
- Textura: líquido a gel
- Uso: AM/PM

Esencia

Etapa del tratamiento
- Abre la etapa del tratamiento
- Textura: líquidos ligeramente viscosos parecidos a un tóner
- Su principal función es hidratar
- Uso: AM/PM

Ampolla
- Más concentrados que un sérum
- Textura: ligeramente viscosa
- Se usan por un corto período de tiempo. (Ej. 1 semana)
- Uso: PM

CONTORNO DE OJOS, EL CUIDADO
PARA NUESTRA PIEL MÁS DELICADA

La piel del contorno de ojos es la más fina y permeable de nuestro rostro. Tiene muchas menos glándulas sebáceas, por lo que se deshidrata con mayor rapidez. Es, además, una zona en constante movimiento, continuamente expuesta a las agresiones externas y donde antes se notan los signos de la edad.

El pH del contorno de los ojos debe ser más alto que el de los productos para el resto del cutis, lo apropiado es que esté en torno al seis o siete. De esta forma, irrita menos si entra en contacto con los ojos. No obstante, todos los contornos de ojos que hay en el mercado deben haber pasado por un perfil toxicológico ocular.

Los contornos de ojos que usemos pueden tener los mismos principios activos que los empleados para el resto de nuestra piel, pero en menor proporción para evitar irritaciones porque, como hemos visto, es una piel más fina y, por lo tanto, más permeable.

Estos productos se utilizan para proporcionar hidratación y suelen incluir diferentes principios activos según lo que queramos mejorar. Los hay para prevenir los signos de la edad y las arrugas, para la elasticidad, para las ojeras en función de si son marrones o liláceas. En el próximo capítulo veremos qué componentes deben tener según nuestras necesidades.

¿Qué hay que tener en cuenta en la rutina de mañana a diferencia de la noche?

De la misma manera que hemos visto con los sérum, podemos utilizar diferentes contornos durante el día y la noche o el mismo en ambas ocasiones. Dependerá de las necesidades que tengamos. Por la mañana es interesante buscar contornos que contengan antioxidantes y protección solar. También podemos buscar uno enfocado a un tratamiento específico si así lo necesitamos.

Tus ojos son delicados, sé delicada con ellos y regálales una atención extra. Como el rostro, nuestra mirada es el espejo de nuestra alma.

> *La belleza de una mujer debe verse desde sus ojos, porque esa es la puerta de su corazón, el lugar donde el amor reside.*
>
> AUDREY HEPBURN

Consejo

❋ Emplea la cantidad justa, no te excedas, con el equivalente a un grano de arroz es suficiente.

❋ Expándelo con el dedo anular, en vez de con el índice, ya que en este tenemos más fuerza y podemos ser más agresivas.

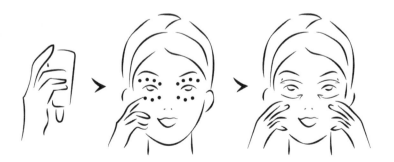

❀ Debe aplicarse desde la zona de las patas de gallo, que a menudo se olvida, hacia el lagrimal, con suaves y pequeñas presiones a modo de ondas para que el movimiento de bombeo tenga un efecto drenante. Y desde el lagrimal subir hacia el párpado, haciendo como un círculo, como si te peinaras la ceja. Tanto en el párpado como en la parte inferior debemos aplicarlo por el hueso, no muy cerca del ojo para evitar que penetren productos irritantes.

La pregunta
¿Se puede usar la crema hidratante del rostro en el contorno de ojos?

Si nuestra crema no contiene agentes irritantes y la aplicamos con especial cuidado en el contorno, sí se podría. El problema principal es que puede entrar en contacto con los ojos e irritarlos ya que, al ser una piel más fina y permeable, los principios activos penetran más. En ningún caso debes usarla si en las indicaciones de uso especifica evitar el contorno de ojos.

Ten en cuenta, además, que los contornos de ojos tienen algunas diferencias en su formulación con respecto a las cremas para evitar esos problemas: tienen un pH más elevado por si entran en contacto con los ojos y suelen formularse con menor cantidad de perfume y sin ingredientes irritantes, como los aceites esenciales.

¿Se puede aplicar el contorno de los ojos en los párpados?

Los párpados presentan una piel aún más fina, por lo que tienen mayor riesgo de irritarse. Si usamos contornos formulados para hidratar pueden usarse siempre que tengamos cuidado de que no entren en contacto con los ojos.

CREMAS, EL AGUA Y EL ALIMENTO DE NUESTRO ROSTRO

Una crema es una emulsión, una mezcla de dos principios activos miscibles (es decir, que por sí solos no se pueden mezclar): estos son componentes hidrófilos (la mayoría agua) y aceite. Para conseguir que esa mezcla se mantenga usamos emulsionantes. Seguro que en alguna ocasión habéis visto lo que pasa si en un vaso ponemos agua y aceite, no se juntan. El agua y el aceite se separan y el aceite flota en la capa superior del agua porque tiene una densidad más baja. Si lo batiéramos con fuerza acabarían mezclándose, pero en cuanto dejáramos de batir volverían a separarse. Para que eso no pase en las cremas y se mantengan mezclados necesitamos emulsionantes.

Todas llevan también conservantes y antimicrobianos; espesantes, que dan viscosidad al producto, y en muchas ocasiones colorantes. Los componentes harán que una crema sea más densa o ligera, textura que es importante en función de las necesidades de nuestro manto hidrolipídico, de si tenemos la piel más grasa y buscamos algo más ligero o más seca y queremos algo más denso.

TIPOS DE CREMAS HIDRATANTES

1. Humectantes: capaces de atraer y atrapar las moléculas de agua en la superficie y mantener la hidratación. Los tres principios activos más conocidos son la glicerina, el aceite hialurónico y la urea.

2. Emolientes: actúan como el cemento de la piel, como vimos en el capítulo 1. Unifican rellenando los huecos dañados en nuestra barrera de protección para que no se pierda hidratación y no entren agentes externos. Los emolientes más conocidos son los aceites vegetales y los sintéticos, como la vitamina E o las siliconas.

3. Oclusivas: tienen la capacidad de crear un *film* para evitar que sus componentes se evaporen. Entre ellas está la vaselina, la parafina y la manteca de karité.

Aunque en el próximo capítulo hablaremos más detenidamente de qué principios son apropiados para cada tipo de piel, quiero incidir en la importancia de conocer los tipos de cremas hidratantes y saber entender nuestras necesidades.

Cuando tenemos una piel seca y queremos hidratación, lo

TIPOS DE CREMA

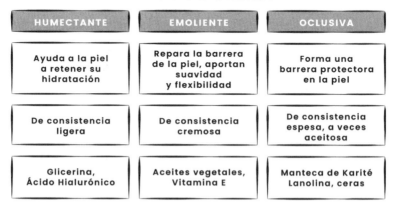

HUMECTANTE	EMOLIENTE	OCLUSIVA
Ayuda a la piel a retener su hidratación	Repara la barrera de la piel, aportan suavidad y flexibilidad	Forma una barrera protectora en la piel
De consistencia ligera	De consistencia cremosa	De consistencia espesa, a veces aceitosa
Glicerina, Ácido Hialurónico	Aceites vegetales, Vitamina E	Manteca de Karité Lanolina, ceras

Si buscamos una súper crema hidratante lo ideal es que sea las tres cosas: **emoliente, humectante y oclusiva** ideal es buscar una crema que sea humectante (es decir, que atraiga el agua); emoliente, capaz de rellenar lo que falte; y oclusiva, para mantener todos sus beneficios. Por lo tanto, por ejemplo, la crema ideal podría tener como ingredientes ácido hialurónico como humectante, aceites vegetales como emoliente y manteca de karité como oclusivo.

Cuando nuestra piel es grasa debemos buscar que sean solo humectantes, mucho más ligeras, ayudando a atraer la hidratación. Por ejemplo, sería recomendable una con ácido hialurónico.

Cuando nuestra piel es mixta o normal evitemos las sustancias oclusivas y busquemos cremas gel, más densas que un gel, pero menos que una crema untuosa.

QUÉ TEXTURA ME CONVIENE

Para encontrar la crema perfecta para nosotros es importante que demos con la textura que mejor nos va, porque si la notamos pesada o sentimos que nos falta hidratación, la dejaremos de usar. La textura de la crema —untuosa, normal, gel crema y gel— dependerá de nuestro tipo de piel.

Las más untuosas tienen más cantidad de aceites nutritivos y se recomiendan para pieles secas o envejecidas. Las de estructura densa, pero no tan untuosa, se aconsejan para pieles maduras y normales; en este caso, puedes combinar una untuosa para la noche y una normal para el día. Las que son de textura gel-crema son para pieles mixtas sin tanta grasa pero que necesitan nutrición. El gel, con una estructura más ligera de muy rápida absorción, es perfecto para una muy grasa.

Consejo

✻ Escoge la crema hidratante adecuada para ti, no te dejes llevar por la que te recomienda una amiga, un anuncio o una influencer.

✻ Al cambiar a menudo de crema porque nos dejamos llevar por los impulsos de lo que nos atrae en el momento de las compras, suelen acumularse en casa varias cremas abiertas, lo que puede convertirlas en un caldo de cultivo de bacterias. Si quieres cambiar de crema, utiliza la que tienes para el cuello, escote, codos, rodillas, pies o manos, así la gastas y acumulas menos.

✻ Aplícate la cantidad justa, no te excedas. Cuando, tras la crema, nos ponemos protector solar y nos salen algo parecido a pelotillas, puede ser porque el producto no está bien formulado o, lo más habitual, porque nos hemos puesto de más. Lo ideal es aplicarse el equivalente al tamaño de una nuez.

✻ No te olvides de la zona del cuello y el escote, yo siempre recomiendo ponerla hasta el pecho.

✻ Pensamos erróneamente que la piel grasa no necesita hidratación y muchas personas no la emplean, pero, precisamente, la falta de uso puede provocar el efecto contrario, ya que la piel, al no notar hidratación, genera más grasa. Tu piel es grasa, aplícate hidratante, pero hazlo sobre la piel completamente seca para que no absorba en exceso.

✻ Solemos equivocarnos en el orden de aplicación de los productos y con ello de la crema. Recordemos la regla de más fluido a más denso, siendo siempre lo primero la limpieza y lo último el protector solar.

La pregunta
¿Crema hidratante o nutritiva?

Es una de las principales dudas y me gusta emplear un símil fácil de entender. Nosotros necesitamos agua para hidratarnos y alimentos para nutrirnos. Si uno de los dos falla nuestro cuerpo no funciona bien. Con la piel ocurre lo mismo, el agua mantiene la hidratación óptima y saludable y, los nutrientes, la piel tersa, nutrida y sana.

Nuestra piel recibe un alto porcentaje de agua desde el interior del organismo. Sin embargo, la capa más superficial de la piel, el estrato córneo, no recibe tanta. La capa más externa se encarga de protegernos, pero también de evitar la evaporación del agua del interior. Por eso, el equilibrio del manto hidrolipídico hace que la piel tenga su dosis necesaria de agua. Cuando está dañado y pierde más agua de lo adecuado, se deshidrata y la piel se vuelve más frágil, sensible, con picor y enrojecimiento. Por otro lado, con el paso de los años necesita más nutrición. Por eso, es muy común que las cremas hidratantes se aconsejen para personas jóvenes y las nutritivas para perfiles más maduras.

Si tu piel está deshidratada necesita más agua, y si es seca más nutrición. Puedes ver con detalle la necesidad de hidratación o nutrición de tu piel según si está deshidratada o seca en el capítulo 2.

ACEITES, UN PRODUCTO QUE GUSTA TANTO COMO DISGUSTA
Siguiendo la norma de menos a más fluido, la recomendación es aplicar los aceites después de la crema.

¿Crema o aceite? A mí me encantan los dos. Aunque, personalmente, me decanto más por las cremas porque, si buscamos hidratación y nutrición, la mayoría de las cremas ya tienen aceite en su formulación. Como hemos visto, por lo general, una crema es una mezcla de agua, aceites y otras sustancias emolientes. Con ellas podemos conseguir los beneficios de ambas cosas, además de otros principios activos, por lo que van a ser más completas. Al estar formuladas con un conjunto de principios activos específicos al tratamiento que se quiera dar nos va a permitir acertar con un producto que se adapte a nuestro tipo y estado de piel.

A los aceites les cuesta más absorberse en la piel y crean una capa que impide la pérdida de agua. En cambio, los aceites en las cremas se encuentran divididos para que nuestra piel lo acepte mejor.

Su uso depende mucho de los gustos de las personas, hay quien no le gusta nada la sensación del aceite y hay quien le gusta mucho. En caso de pieles secas muchas veces aconsejo la combinación de ambos productos: crema de día y aceite de noche (ya que el aceite de día puede ser incómodo). Incluso combinar ambas a la vez, primero la crema y después el aceite.

TIPOS DE ACEITE

1. Comedogénico: su ingrediente puede provocar brotes de acné. No son recomendables en ningún tipo de piel, pero especialmente en las que tienen tendencia al acné.
2. No comedogénico: formulados para evitar el exceso de producción de sebo, tienen que pasar por unos tests es-

pecíficos que certifiquen que son «no comedogénicos», cualidad que debe especificarse en el envase.

Según su capacidad de evitar ese exceso de producción de sebo están clasificados en una escala del 0 al 5 de la siguiente manera:

0, con probabilidad nula de obstruir los poros
1, muy baja
2, moderadamente baja
3, moderada
4, alta
5, muy alta

 CLASIFICACIÓN DE INGREDIENTES COMEDOGÉNICOS
Se clasifica en una escala de 0 a 5 siendo 0 ningún efecto
y 5 siendo altamente comedogénico

NIVEL 0
·Aceite de semilla de cáñamo
·Manteca de karité
·Aceite de girasol
·Aceite de argán
·Manteca de mango

NIVEL 1
·Aceite de ricino
·Aceite de neem
·Aceite de granada
·Aceite de rosa mosqueta
·Aceite de caléndula
·Aceite de emú
·Cera candelilla
·Cera carnauba
·Aceite de babasu
·Aceite de semilla de uva

NIVEL 2
·Aceite de jojoba
·Aceite de almendras
·Aceite de semilla de albaricoque
·Aceite de semillas de baobab
·Aceite de semilla de calabaza
·Aceite de oliva
·Aceite de avellanas
·Aceite de tamanu
·Cera de abejas
·Vitamina E

NIVEL 3
·Aceite de sésamo
·Aceite de maíz
·Aceite de onagra
·Aceite de soja
·Aceite de semilla de algodón
·Aceite de aguacate

NIVEL 4
·Manteca de cacao
·Aceite de coco

NIVEL 5
·Aceite de germen de trigo

La ley no obliga a poner en el envase la escala del producto, pero aquí os dejo la clasificación hoy vigente que el doctor Fulton creó en 1989 con la escala numérica de los aceites en función de su capacidad comedogénica.

Consejo

❋ Lo ideal, frente a la creencia errónea, es poner la crema y después el aceite ya que este va a crear una película sobre la piel a modo de oclusión y va a hacer que la crema nutra más y se evite la pérdida de agua.

❋ Como el sérum, debe ponerse con toquecitos suaves con las yemas de los dedos y aplicar el sobrante sobre el cuello.

❋ No apliques directamente los aceites esenciales puros sobre la piel, ya que son muy irritantes.

❋ El aceite de coco, el más popular, no lo recomiendo en el rostro, ya que es comedogénico y obstruye los poros.

❋ En el caso de las pieles grasas no acneicas, a pesar del exceso de sebo, pueden tener hipersensibilidad y deshidratación, por lo que puntualmente pueden ser interesantes algunos aceites como el de avellana, jojoba y cáñamo.

La pregunta
¿Las pieles con acné deben usar aceites?

La opinión de los especialistas está muy dividida entre quienes piensan que siempre que el producto sea no comedogénico será beneficioso y los que recomiendan no aplicarlo en absoluto. Ante tanta diversidad de opiniones, mi recomendación es que acudas a tu dermatólogo de cabecera para que valore su uso en función de tu piel y sus necesidades.

Aprovecho esta anotación para hacer hincapié en la importancia de tener un dermatólogo de cabecera. Igual que tenemos un ginecólogo, oftalmólogo u odontólogo, debemos contar con un dermatólogo de confianza al que acudir a revisiones anuales y siempre que nos surjan dudas.

Yo no suelo aconsejar la aplicación de aceites en pieles con acné, prefiero tratarlas con cosmética formulada específicamente para esta patología.

> *Debemos tener un dermatólogo de cabecera, como tenemos otros médicos, para acudir a revisiones anuales y consultarle las dudas que nos surjan.*

PROTECCIÓN SOLAR, EN INVIERNO Y EN VERANO, EN CASA O FUERA, SIEMPRE CON ELLA

Todos los profesionales del sector están de acuerdo en que todos los tipos de piel deben usar protección solar desde los seis meses de edad. Es el mejor tratamiento antiedad que existe. Nada luce mejor a los cincuenta que el protector solar a los veinte.

Los protectores solares son agentes que ayudan a prevenir los daños que hacen los rayos ultravioletas en la piel. Los UVA, que son los que penetran más profundos y provocan el envejecimiento prematuro de la piel, y los UVB, los que hacen más daño a nivel superficial y son responsables de quemaduras y del bronceado.

> Nada luce mejor a los cincuenta
> que el protector solar a los veinte.

La radiación en nuestra piel aumenta el riesgo de cáncer de piel y provoca fragilidad y pérdida de la elasticidad, arrugas, manchas y resequedad. Aunque, como hemos visto, se regenera por sí sola, cuando la exponemos al sol pierde esta capacidad. No hay moreno saludable; cuando nos ponemos morenos es porque se le está haciendo daño a nuestra piel, que se defiende así del sol.

Los protectores solares se clasifican según su factor de protección solar (FPS) que suele estar en múltiples de cinco: 15, 20, 25, 30, 50 y 50+. Estos números multiplican el tiempo que puede estar tu piel expuesta al sol sin enrojecer. Por ejemplo, si a los diez minutos se pone roja, con un FPS 15, tardará 150 minutos en quemarse. Esta fórmula, no obstante, no es exacta porque depende de la altitud a la que nos encontremos, la época del año, etc. La mejor regla para seguir es la de reaplicarse cada dos horas.

También es muy importante tener en cuenta el índice de UV (la intensidad con la que la radiación ultravioleta alcanza la superficie terrestre).

> *No hay moreno saludable; cuando nos ponemos morenos es porque se le está haciendo daño a nuestra piel, que se defiende así del sol.*

TIPOS DE PIEL

El bronceado de la piel viene determinado también por nuestro fototipo, por lo que es fundamental conocerlo y ser especialmente cuidadosas si tenemos pieles más sensibles al sol. La escala Fitzpatrick, una clasificación numérica para el color de la piel desarrollada en 1975, permite conocer nuestra sensibilidad frente a la luz ultravioleta.

¿DE QUÉ FOTOTIPO ERES?

- **Fototipo 1.** En este grupo se encuentran las personas de piel muy blanca, con ojos azules, pelo rojizo y pecas que nunca se broncean. Muy sensibles a la luz solar, deben tener muchísimo cuidado con el sol.
- **Fototipo 2.** Aglutina a las personas de piel blanca, ojos claros o marrón claro y pelo rubio, estilo germánico, que se ponen rosas con el sol.
- **Fototipo 3.** Es el más común en el Mediterráneo. Dentro de esta clasificación están las personas de piel blanca que se broncean un poco y suelen tener una tolerancia media al sol. En verano, por ejemplo, suelen quemarse al principio de la exposición solar.
- **Fototipo 4.** Las personas originarias de países asiáticos pertenecerían a esta clasificación: piel morena, pelo moreno y ojos oscuros. Se ponen morenos con facilidad.
- **Fototipo 5.** Quienes tienen una piel más oscura se encontrarían dentro de este grupo. Es muy común en Latinoamérica y países árabes.

- **Fototipo 6.** En esta categoría se encontrarían las personas subsaharianas.

FOTOTIPOS	PIEL	OJOS	PELO	BRONCEADO QUEMADURA	PROTECCIÓN SOLAR NECESARIA	FACTOR DE PROTECCIÓN
I	Rosada y muy pálida	Verdes o azula		Casi nunca / Gran propenso	Máxima	50+
II	Clara	Azules, verdes o marrón claro	Claro	Muy lento / Propensión	Muy alta	50+
III	Clara en invierno y bronceada en verano	Verdes o marrones	Castaño	Facilidad / Con exposición larga al sol	Alta	30-50+
IV	Morena	Marrones	Castaño	Bastante facilidad / Difícil	Normal	30-50+
V	Oscura	Marrones o negros	Castaño oscuro o negro	Mucha facilidad / Difícil	Normal -Baja	20-50+
VI	Muy oscura o negra	Marrones oscuros o negros	Negro	Mucha facilidad / Muy difícil	Baja	20-30

TIPOS DE PROTECTORES

1. Protector solar químico, compuesto principalmente de oxibenzona:

- Absorbe la luz solar.
- Es cómodo de usar.
- Debe aplicarse veinte o treinta minutos antes de exponerse al sol

2. Protector solar mineral, cuya denominación se especifica en el producto y principalmente está compuesto de dióxido de carbono, dióxido de titanio y óxido de zinc:

- Crea una pantalla en nuestra piel que refleja la luz y bloquea los daños.
- Suele ser más denso, blanco y brillante y más incómodo de aplicar.
- Al hacer pantalla, protege nada más aplicárselo.
- Es más suave que el químico, por lo que es adecuado para niños y personas con cualquier sensibilidad o si se irritan los ojos.

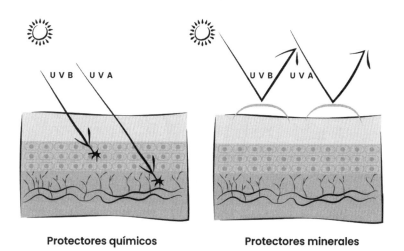

Protectores químicos   **Protectores minerales**

CÓMO ESCOGER UNA BUENA PROTECCIÓN SOLAR

Siempre debemos adquirir un protector solar de amplio espectro, es decir, que aporte protección tanto para rayos solares UVA y los UVB. La elección variará en función de nuestro tipo y estado de la piel: los hay más fluidos, que evitan el brillo y los granitos en pieles grasas; los hay para prevenir y tratar las manchas, etc.

El formato puede ser en bruma, ideal para poner sobre el maquillaje. En crema, por su parte, son los mejores para pieles secas y, en aerosol, los más adecuados para zonas muy grandes o con mucho pelo, como para los hombres, y en el cuero cabelludo, donde se debe aplicar en la zona de la raya.

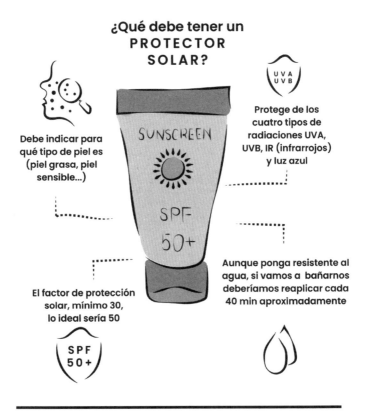

¿Qué debe tener un PROTECTOR SOLAR?

Debe indicar para qué tipo de piel es (piel grasa, piel sensible...)

Protege de los cuatro tipos de radiaciones UVA, UVB, IR (infrarrojos) y luz azul

El factor de protección solar, mínimo 30, lo ideal sería 50

Aunque ponga resistente al agua, si vamos a bañarnos deberíamos reaplicar cada 40 min aproximadamente

Consejos

Se debe usar durante todo el año: en verano un mínimo de FPS 30, aunque preferiblemente de 50, y en invierno un mínimo de 15, aunque estés en el trabajo o se haga de noche a las 18:00. Los rayos también atraviesan las ventanas y nos pueden dañar la piel, incluso cada vez se confirma más el daño que provocan la luz artificial, los móviles o las pantallas.

Utiliza protección solar, aunque esté nublado. La Skin Cancer Foundation alerta de que las nubes bloquean tan solo el 20 % de los rayos UV, por lo que en un día nublado todavía recibes hasta el 80 % de los efectos adversos del sol.

El protector solar debe aplicarse cada dos horas en todo tipo de pieles, incluso en las de quienes dicen que no se queman nunca, y con especial cuidado las de fototipo 1, que no deben exponerse nunca al sol. En caso de que nos estemos bañando, aunque el producto figure como resistente al agua, debe aplicarse cada cuarenta minutos y cada vez que nos sequemos con la toalla.

Los protectores solares sport, que básicamente son resistentes al agua, también deben aplicarse cada dos horas porque, por lo general, sudamos mucho.

No te olvides de protegerte párpados, orejas, cuello y nuca, zonas que se suelen olvidar.

Hay una regla que dice que se debe aplicar una cantidad de dos miligramos por cada centímetro de piel, pero confieso que no es nada práctica. Como medidas sencillas os propongo las siguientes: aplica sobre la cara y el cuello la cantidad de una cucharadita de café o, más extendido en los últimos años, una línea que cubra el dedo índice y el corazón, desde la base hasta la yema. En el cuerpo, se debe utilizar el equivalente a un vaso de chupito. Como norma general, si tienes dudas, ponte de más. ¡Con el protector nunca te quedes corta!

TIP PARA LA PIEL

¡Usa la regla de los dos dedos para aplicar tu crema solar!

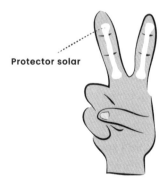

Protector solar

- En el cuerpo, como en el rostro, también se debe aplicar cada dos horas. Si nos bañamos, hay que reaplicar el protector solar cada vez que lo hagamos. Repetir la acción varias veces nos permite, además, cubrir todo el cuerpo correctamente y no dejarnos ninguna zona que nos podemos saltar sin darnos cuenta durante alguna de las aplicaciones.

- No debe usarse el mismo protector solar para el cuerpo que para el rostro. Las pieles normales, muy resistentes, quizá no noten la diferencia, pero los emulsionantes con los que se hacen los productos para el cuerpo pueden irritar el rostro.

- Hay quien usa cremas hidratantes con protección solar y no se pone protector. Siempre aconsejo que la protección solar sea específicamente protección, porque no es fácil encontrar una crema hidratante con protección de amplio espectro y porque, normalmente, tampoco se aplican cada dos horas ni nos ponemos la cantidad suficiente.

- No recomiendo poner unas gotitas de aceite al protector, es preferible por separado. Primero aplica el aceite y, cuando haya penetrado bien, el protector. No lo aconsejo porque no sabemos si los principios activos del aceite pueden alterar la estabilidad de la crema, lo que va a provocar que pierda su función protectora.

Labios, siempre hidratados, nunca exfoliados

La piel de los labios, muy fina y con mucosa y semimucosa, es especialmente sensible y necesita una atención específica. Símbolo de sensualidad, sostén de nuestra sonrisa, son también ventana de nuestro sentir actual.

Consejo

❋ Mantenlos siempre bien hidratados. *Aplícate bálsamo con protector solar al menos tres veces al día o cada vez que notes que lo necesitas* **durante el día.**

❋ Ten cuidado si usas labiales mates. Si es así, cómpralos con hidratante porque, de lo contrario, resecan mucho los labios.

❋ Desmaquilla tus labios por las noches con un limpiador con base de aceite y hazlo con especial atención si utilizas pintalabios de larga duración, ya que, de no quitar bien los restos, se resecan e irritan.

❋ No utilices toallitas porque exfolian, pueden llevar principios activos irritantes y no limpian en profundidad.

❋ Si tienes una pielecita, utiliza bálsamos hidratantes, sin perfume ni mentol, para que sean menos irritantes, pero nunca los exfolies porque provoca más sequedad. Cuando exfoliamos nuestra piel en general, exfoliamos la capa más superficial de la piel, el estrato córneo. La piel de los labios es muy fina y solo tiene de tres a seis capas, mientras que el resto del cuerpo contiene dieciséis. Cuando exfoliamos, buscamos afinar el estrato córneo, que está engrosado por la acumulación de células muertas, pero el de los labios no tiene la capacidad de engrosarse, con lo cual, cuando lo exfoliamos, estamos siendo mucho más agresivos. Desgraciadamente, Internet está llena de consejos para exfoliar los labios, una costumbre tan extendida como errónea.

❋ Muchas personas se provocan inconscientemente la deshidratación respirando por la boca, chupándose o mordiéndose los labios. Mantente atenta si tienes esa costumbre para ir quitándotela. Otras causas de la deshidratación de los labios son algunas enfermedades y medicamentos.

Símbolo de sensualidad y sostén de nuestra sonrisa, los labios son ventana de nuestro sentir.

Rutina de noche

Como por la mañana, en la rutina de noche no tardaremos más de diez minutos, una inversión de tiempo que repercutirá positivamente en nuestro rostro y en nuestro bienestar emocional.

En este momento del día, el orden de los productos es el mismo que por la mañana, de menos a más fluido, siendo imprescindibles en la rutina sencilla la limpieza y la crema. El objetivo de la rutina de noche es nutrir, reparar y transformar la piel, mientras que por la mañana buscamos protegerla.

Doble limpieza

En este paso está la diferencia más importante con respecto a la rutina de día. Por la noche debe hacerse una doble limpieza.

La doble limpieza de la noche se realiza con dos productos: uno con una base grasa, que puede ser aceite, manteca, leche o bálsamo, para eliminar mejor todo lo soluble en grasa; y otro con una base de acuosa, como geles, jabones o espumas, para quitar mejor todo lo soluble en agua, como el sudor y restos de suciedad que hayamos ido acumulando. En la doble limpieza, apuesta por agua tibia en la primera limpieza (base grasa) para que quite mejor la grasa, y en la segunda (base acuosa) más fresquita.

Los limpiadores grasos de la primera fase se deben aplicar sobre piel seca, pero los segundos sobre la piel húmeda para evitar resecar e irritar la piel.

Aunque la función del desmaquillante y el limpiador son la misma, son productos diferentes. El desmaquillante (con una base aceitosa o de silicona, para quien no quiere aceites) elimina mejor el maquillaje y el limpiador, los residuos. Puedes optar por dos limpiadores o por desmaquillante y limpiador, según tus preferencias.

La pregunta
¿Si no me maquillo también tengo que hacer doble limpieza?
Sí, porque, aunque no te maquilles, gracias al primer paso de la limpieza también eliminamos la protección solar (que debes ponerte a diario), suciedad, contaminación y exceso de grasa.

¿Lo tengo que hacer por la mañana y por la noche?
No, sería excesivo, tiene sentido por la noche porque es cuando más suciedad acumulamos de todo el día. Por la mañana con un paso de limpieza será suficiente.

¿*Teniendo la piel grasa puede utilizar un limpiador con base grasa?*

Sí, por supuesto, hay aceites limpiadores específicos para piel grasa que, al ser grasos, eliminan mejor el exceso de grasa. Luego, en el segundo paso de la doble limpieza, limpiamos bien ese aceite.

Exfoliación, la justa si te gusta

Los exfoliantes son de los productos más comunes e irritantes. Personalmente, no los suelo recomendar ya que, cuando exfoliamos, estamos siendo agresivos con la piel. A través de la exfoliación quitamos las células muertas del estrato córneo (la capa más externa de la piel) y lo afinamos, consiguiendo que los principios activos penetren mejor y se obtenga una piel más luminosa y uniforme. Sin embargo, la piel se exfolia sola cada veintiocho días aproximadamente, que es lo que tarda en regenerarse (un poco más con el paso de la edad y diferentes patologías), por lo que no es necesario hacer ese paso extra. Además, ya la exfoliamos con muchos actos inconscientes, como frotarnos con la toalla al secarnos, que provoca una exfoliación mecánica. Por otro lado, hay cremas que tienen principios activos que ayudan a la exfoliación, como el ácido glicólico o el láctico. Antes de decidirte por un exfoliante considera si realmente lo necesitas y mira si tus productos incluyen ya, entre sus ingredientes, algún principio exfoliante (en el capítulo de principios activos te explico cuándo te puede ayudar el uso de un exfoliante).

TIPOS DE EXFOLIANTES
Entre los diferentes tipos de exfoliantes los dos más comunes son:

1. Los exfoliantes físicos, que frotan manualmente nuestra piel por fricción. Son principalmente las esponjas, cepillos y los *scrub*, a base de gránulos. Es muy fácil frotar en exceso y dañar la piel. La exfoliación, además, no va a quedar igual en todas las zonas del rostro, suele ser muy desigual porque no frotamos de la misma manera por todas partes. En definitiva, me parecen muy agresivos y no los suelo recomendar. Si tienes en casa, no lo tires, siempre que se pueda vamos a darle vida a nuestros productos, es mejor que tirarlos, así que déjalos en la bañera y úsalo para los talones y codos.

2. Los exfoliantes químicos, que personalmente me gustan más, son los alfa y beta-hidroxiácidos. Los alfa-hidroxiácidos más conocidos son el ácido glicólico y el ácido láctico, y el beta-hidroxiácido más popular es el ácido salicílico (más adelante veremos qué hace cada uno y para qué tipo de piel están recomendados). Estos exfoliantes no actúan de manera mecánica; es decir, frotando la piel, sino que se aplican y gracias a sus ácidos consiguen disolver las células muertas acumuladas. Además, aportan beneficios adicionales tratando algunas patologías como manchas, acné, marcas, envejecimiento, etc. La exfoliación química suele ser más efectiva que la exfoliación física. Si los usas, es muy importante que los dejes actuar el tiempo reco-

mendado en el envase y lo retires porque, de lo contrario, puedes abrasarte la piel.

Consejo

❋ Si vas a tratar tu piel con un exfoliante físico, recomiendo humedecerla para evitar que se irrite demasiado. Si vas a utilizar uno químico, conviene que la piel esté seca, ya que la húmeda va a absorber más.

❋ Usa los exfoliantes siempre de noche, ya que la piel queda más sensible.

❋ Si te gustan los scrub, mi recomendación es que los mezcles con leche limpiadora para suavizarlos.

❋ No utilices exfoliantes más de una vez por semana. Si te gusta usarlos, recomiendo hacerlo, por ejemplo, cuando te notes la piel muy rugosa.

Seamos con nuestra piel tan amables como deberíamos serlo con nosotras mismas.

Tónico, un placer poco efectivo

Como hemos comentado en la rutina de la mañana, es un paso prescindible. Si quieres usarlo, más por la sensación agradable que te produce al aplicártelo, recuerda que debes utilizarlo después de una buena limpieza, no como sustitutivo de esta.

Mascarilla, un mimo extra para tu piel

La mascarilla es un producto cosmético que se utiliza de forma ocasional para mejorar el estado de la piel, pero no es imprescindible y, en mi opinión, no puede dar los resultados tan prometedores que utilizan como reclamo publicitario, principalmente porque no es un producto de uso diario y, una vez más, recuerdo que lo más importante es la rutina diaria. A mí me encantan y las uso a menudo, pero más como un mimo para mí, una atención extra que produce bienestar.

Aplícate la mascarilla como un regalo, como una atención extra que produce bienestar, más que por los resultados tan prometedores con que se publicitan.

TIPOS DE MASCARILLAS

1. **Mascarillas** *peel-off*: son muy conocidas, tanto las que se usan sobre el rostro entero como las que se usan sobre la nariz, a modo de bandas. Te las aplicas y después de unos minutos te la quitas arrancándolas. No las recomiendo nunca y en ningún tipo de piel porque considero que son muy agresivas y no previenen nada. Hay alternativas mucho mejores de las que os hablaré en el próximo capítulo, cuando tratemos las mejores rutinas según el tipo y necesidad de cada piel.

2. **Mascarillas de arcilla o barro**: son mis favoritas, las más económicas y las que mejor resultado pueden aportar a la rutina diaria. La gran variedad que hay en el mercado, de un color u otro, se debe a la concentración que contengan

de minerales como hierro, aluminio, calcio, silicio, sodio o potasio. Las más conocidas son:

- **Arcilla verde:** aconsejable para pieles con acné y grasa por su poder absorbente, que ayuda con el exceso de sebo, y astringente, que permite controlar los granitos e impurezas. La mayoría tienen, además, acción antibacteriana. Se pueden sumar a la rutina una o dos veces por semana, según las necesidades de tu piel. Para un buen efecto, es importante quitarlas antes de que se sequen del todo ya que, si resecan la piel, conseguiremos el efecto contrario: se genera más grasa.
- **Arcilla blanca:** ideal para pieles secas y sensibles. Hidrata, calma y descongestiona la piel.
- **Arcilla roja:** muy adecuada para las marcas y cicatrices, ya que estimula la cicatrización, y para las pieles mixtas, pues ayuda con las impurezas y el exceso de grasa.
- **Arcilla rosa:** mezcla de la blanca y de la roja, es recomendable para pieles con un poco de exceso de sebo y para pieles sensibles o deshidratadas.

3. **Mascarillas monodosis tipo velo o coreanas:** impregnadas de principios activos en función de lo que queramos tratar, penetran bien, ya que se aplican a modo de oclusión durante unos treinta minutos (respeta siempre el tiempo recomendado). A la hora de retirarlas es muy importante no lavar el rostro del exceso de producto, un error muy extendido, sino extender la cantidad restante por cuello

o escote. Este tipo de mascarillas son muy buenas como hidratantes o nutritivas siempre que complementen a la rutina diaria. En función de las necesidades de tu piel, puedes combinarlas. Por ejemplo, si tienes acné, puedes alternar las de arcilla y las de tipo velo para unir sus poderes hidratantes, astringentes y absorbentes.

4. **Mascarillas de hidrogel**: se aplican como las de velo, pero su textura es gelatinosa. Esta opción es muy buena para utilizarla de manera puntual si vas a algún evento. Al ser de hidrogel, las guardas en la nevera y tienen un potente efecto descongestionante. Muy conocidas son las que se aplican en las ojeras.

5. **Mascarillas exfoliantes**: con una función similar a los exfoliantes, se diferencian de estos porque tienen principios activos. Pueden usarse siempre que no exfoliemos la piel en exceso.

6. **Mascarillas en crema**: más untuosas que las cremas de rutina diaria, las aconsejo más para pieles secas o envejecidas —ya que ofrecen un aporte extra de nutrición— que para pieles con manchas o para cualquier otra patología. Como ya sabéis prefiero el cuidado diario. En el mercado hay cremas bastante densas muy nutritivas que tienen el mismo resultado. De hecho, una crema densa nutritiva podría hacer la función de mascarilla: si ponemos una capa fina la aplicamos como crema, y si ponemos una capa gruesa conseguimos ese efecto mascarilla.

7. *Multimask*: muy de moda, consiste en ponerte diferentes tipos de mascarillas en distintas partes del rostro en fun-

ción de las necesidades que tengamos. Por ejemplo, arrugas de expresión en la frente; puntos negros en la barbilla o nariz, sequedad en las mejillas, ojeras, pigmentación, etc. Mi opinión es que tienen un trasfondo muy de *marketing*, ya que seguir esta moda obliga a comprar muchas más. Si quieres trabajar una zona específica, recomiendo poner, por ejemplo, la mascarilla apropiada solo en la zona que quieras tratar. Es decir, si tienes la zona T muy grasa (frente, nariz y mentón) puedes aplicar una mascarilla de arcilla solo en esa zona, no hace falta que lo hagas en todo el rostro.

Sérum enriquecido

El siguiente paso tras la limpieza es aplicarse el sérum.

Recordemos que los sérum son productos que se caracterizan por tener una alta concentración de ingredientes activos y una textura más líquida que favorece una absorción más profunda. Por lo tanto, son especialmente beneficiosos por su alta eficacia para tratar las diferentes problemáticas que presenta la piel. Además, por la noche la piel es más permeable y asimila mejor los principios activos, es el momento perfecto para darle el tratamiento. Como ya hemos visto, por la noche la piel se repara y se regenera. Seguro que alguna vez te ha pasado que después de pasar una mala noche tu rostro se levanta con peor aspecto. Aquí cobra sentido la famosa frase de tener un sueño reparador.

Los sérum de noche deben estar enfocados a tratar problemas como manchas, acné, rojeces, arrugas, flacidez, marcas, deshidratación, etc., a diferencia de por la mañana, que vamos a proteger la piel. Además, muchos de estos productos contienen principios activos que no pueden usarse en la rutina de la mañana porque no son aptos para la exposición solar. Para encontrar el sérum de noche que mejor se adapte a tus necesidades primero debes saber qué quieres tratar y aprovechar este paso para ofrecerle este tratamiento.

Contorno de ojos, qué necesita tu mirada

El contorno de ojos puede ser el mismo que empleamos por la mañana, si en su descripción especifica que es apto para usarlo tanto por el día como por la noche. La opción más completa es utilizar un contorno de ojos con antioxidantes y protección solar por la mañana, y por la noche buscar un contorno enfocado a tratar bolsas, ojeras oscuras o arruguitas (más adelante, veremos qué productos van bien para cada caso). Si no tenemos ninguna de estas problemáticas simplemente aportaremos hidratación.

Desde el inicio de estas páginas te animo a que te observes y detectes las necesidades de tu piel, solo así podrás saber qué productos realmente necesitas.

Cremas, un mundo de posibilidades

¿Podemos aplicar la misma crema por la mañana que por la noche? Sí, siempre que tengamos cubiertas las necesidades. Como hemos visto, la diferencia en la rutina de noche es que los productos que empleamos están más enfocados a tratar, pero, por ejemplo, si quieres tratar granitos y ya te has aplicado un tónico y un sérum con principios activos con ese fin, la crema puede ser simplemente hidratante y ese caso puede ser la misma que por la mañana sin problema.

¿En qué casos debo tener una crema de día y otra de noche?
Si por la mañana buscamos una crema con textura ligera, porque por encima aplicamos protección solar y maquillaje y no queremos que nos aparezcan brillos, pero sentimos que nuestra piel necesita hidratación, por la noche podemos optar por una crema más rica y densa.

Hay tratamientos que combinan sérum y crema. Si por la noche, por ejemplo, usamos principios activos despigmentantes, por la mañana será preferible usar solo una crema hidratante. Si, por el contrario, nos aplicamos una crema con principios activos transformadores como retinoides, despigmentantes o hidroxiácidos, que se recomiendan de noche, deberíamos tener una crema apta para el día.

La rutina diaria de cuidado facial será más completa si trabajamos objetivos diferentes por la noche y por el día.

Labios, efecto oclusivo
Por la noche utiliza una mascarilla de vaselina, con efecto oclusivo, para prevenir que se pierda el agua tanto con el paso de las horas. Aconsejo más el uso de vaselinas antes que cualquier otro bálsamo labial porque, al tener una textura más densa, también nos aseguramos de que permanezca más tiempo en nuestros labios y que no se pierda con el roce de la almohada. Para que no nos olvidemos aplicarla, un consejo

es tener esa mascarilla para los labios en la mesilla de noche. Conocemos ya nuestro tipo de piel, sabemos nuestras necesidades. Hasta aquí tenemos el primer paso completo. También hemos aprendido cómo crear una rutina completa y el paso a paso que debemos seguir tanto por la mañana como por la noche. Ahora llega lo que más confusión puede generar: cómo distinguir entre tantos productos en el mercado, cómo saber cuál es el más adecuado para ti.

Ese conocimiento nos lo van a dar los principios activos y sus aplicaciones, que veremos en el próximo capítulo. ¡Pasemos a la siguiente fase! ¿Cuál? La de seguir amándote, la de seguir cuidándote.

Aprender a amarse a sí mismo es como aprender a caminar: esencial, transformador y la única manera de mantenerse erguido.

VIRONIKA TUGALEVA

Recuerda que...

La salud de la piel viene dada por una buena rutina mañana y noche.

La rutina de día está destinada a proteger nuestra piel de los agentes externos a los que vamos a exponerla, y la de la noche a nutrirla y reparar los daños que nos han hecho esos agentes.

Sigue el latido de tu corazón

Por la mañana solemos utilizar productos
más acuosos, ya que la piel segrega más grasa,
y por la noche, cuando la piel se regenera, es más
permeable y permite que los productos penetren
más con productos más untuosos.

No hay tratamientos milagrosos, el milagro eres tú
y tu constancia, y los resultados de esa constancia
tardan unos veintiocho días en verse, el tiempo que
necesita la piel para regenerarse.

Si estás dispuesta a empezar a cuidarte, simplifica
tu vida, ponte una rutina sencilla que, objetivamente,
puedas cumplir. En esta fase inicial, los únicos
pasos imprescindibles son limpieza, hidratación y
protección solar, en función de tu tipo de piel y tus
necesidades.

Una rutina más avanzada puede incluir tónico,
sérum, contorno de ojos, aceite y mascarillas.
Los exfoliantes no los recomiendo, salvo en muy
contadas excepciones, ya que suelen ser muy
agresivos y en muchos casos innecesarios para
la piel.

Errores que no puedes cometer en tu rutina:
— Más productos no significa mejor rutina.
— Usar agua caliente en tu rutina.
— Olvidarse del cuello y el escote.
— No cambiar la toalla con frecuencia.

— Usar agua micelar como único limpiador y sin aclarar.

— Comprar los productos no pensando en las necesidades de tu piel, sino dejándote llevar por una campaña de publicidad.

4.
Si el camino ya está hecho, no es el tuyo
Principios activos

Sentirte cómoda en tu propia piel es uno de los logros más importantes que puedes tener, sigo trabajando en ello.

KATE MARA

No hay nada más importante que sentirnos cómodas en nuestra propia piel y aceptarnos tal y como somos, con nuestras fortalezas y debilidades. Dejemos de compararnos con lo que los demás tienen, son o aparentan; dejemos de tratar de ser lo que los demás quieren y empecemos a potenciar nuestra esencia, ésa que nos hace únicas e irrepetibles y desde la que podemos dar lo mejor de nosotras, para nuestra plenitud y el bienestar de quienes nos rodean.

Un cuento zen que leí en Internet describe esta idea perfectamente, es «El árbol que no sabía quién era»:

Érase una vez un jardín lleno de preciosos frutales y flores. Todos los árboles estaban felices menos uno, que no daba frutos y siempre estaba triste.

El manzano le animaba a concentrarse para dar manzanas, el peral le regañaba por no esforzarse lo suficiente en dar peras, incluso el rosal intentaba enseñarle cómo dar rosas. Pero las lecciones de sus compañeros de nada servían.

Un día, un sabio búho se aposentó sobre una de sus ramas y le susurró: «Sé tú mismo. Deja de querer ser lo que los demás te dicen. Conócete, escucha tu voz interior y lo averiguarás».

El árbol se quedó meditando sobre las palabras del búho, cerró los ojos, silenció las palabras críticas y los pensamientos negativos y se dispuso a escuchar su corazón. Fue entonces cuando pudo atender a su voz interior:

—Nunca darás manzanas ni peras ni rosas, porque no eres un manzano ni un peral ni un rosal. Eres un roble y tu misión es cobijar a las aves, dar sombra a los seres vivos y belleza a este paisaje. Siéntete orgulloso en la grandeza de lo que eres.

Como el roble, somos únicas y nuestra piel es única también. Aceptemos nuestras imperfecciones y potenciemos nuestras cualidades para sentirnos a gusto con nosotras mismas. Seamos una con nuestra esencia.

> *Aceptemos nuestras imperfecciones*
> *y potenciemos nuestras cualidades para sentirnos*
> *a gusto con nosotras mismas.*

La esencia es la base de todo, el núcleo, el cimiento sobre el que construir tanto en nuestro mundo interior como en el físico. También lo es en los cosméticos. La esencia de cada uno de ellos es la que nos va a aportar todo lo que necesita nuestro tipo y estado de piel. Esa esencia son los principios activos. Conociendo los que necesita nuestra piel, única, tendremos los ingredientes para nuestra fórmula mágica, única también. Recuerda que todas tenemos imperfecciones, la piel real tiene poros, textura y líneas de expresión, y hay afecciones de la piel que nos van a acompañar siempre y cuyos síntomas se acentuarán en algunos momentos, ya sea por agentes externos o internos. Esos agentes no siempre podremos evitarlos, pero lo que sí está en nuestras manos es aliviar esos síntomas, por un lado, y tomar distancia de ellos, sin dramatismos, por otro, sabiendo que son temporales.

> *La piel real tiene poros, textura y líneas de expresión.*

Hay una frase que me encanta: «Si el camino ya está hecho, no es el tuyo». La tengo muy presente en mi día a día, en mis acciones, en el lugar hacia dónde dirijo mis pasos tanto personal como profesionalmente, donde me dejo llevar por mi latido más profundo, por eso en lo que creo y deseo. También la extrapolo a mi rutina de belleza diaria, creando mi propia fórmula en función de mis necesidades. Te invito a hacerlo en la tuya también.

A continuación, encontraréis las rutinas que recomiendo según los distintos tipos y estados de piel. Os dejo aquí una tabla de contenidos para que, si no queréis leer todas, podáis ir directamente a la que os interesa.

Piel normal, vitamina C como aliada

La piel normal es la más fácil de tratar, ya que tiene un buen equilibrio entre la cantidad de sebo y agua y no presenta imperfecciones, pero a su vez es también la más difícil. Al no ser habitual y no presentar problemas en general, la mayoría de las explicaciones de las marcas sobre productos y rutinas están enfocadas a pieles que tienen alguna necesidad y no hay tanta información sobre cómo tratar y cuidar una piel normal, sin patologías.

La labor principal de una rutina para este tipo de pieles es la prevención, el mantenimiento y evitar futuros problemas con una rutina básica: limpieza, hidratación y protección solar.

Rutina de mañana

LIMPIADOR
Aunque las pieles normales en principio aceptan cualquier tipo de producto sin ningún problema, siempre soy partidaria de optar por un limpiador suave que respete el pH de la piel para evitar que se irrite y seque. Una piel normal, sin problemas, puede presentarlos si no se trata como se debe.

TÓNICO
No es imprescindible, como ya vimos anteriormente, el uso del tónico; en la mayoría de las pieles es opcional. Si lo quieres emplear, evita que tenga base alcohólica, porque puede

secar la piel. Si eres amante de los tónicos, puedes decantarte por aquellos que son hidratantes o calmantes.

SÉRUM

Los cosméticos imprescindibles en todas las rutinas, independientemente del tipo de piel, son, como hemos visto, los limpiadores, las cremas hidratantes y la protección solar. Una vez que tenemos esta base completa, podemos —si queremos— incluir una dosis de tratamiento, normalmente enfocado a tratar alguna problemática específica de la piel. Así, podemos ir añadiendo otros productos como contornos de ojos, sérum, tónicos, exfoliantes, mascarillas...

La gran mayoría de los sérum, por su composición (mayor concentración de activos y mayor impacto en la piel), suelen estar destinados a tratar algún problema. Ante una piel normal, con un buen equilibrio y sin problemas añadidos que tratar, como manchas, acné, arruguitas o flacidez, la misión de los sérum es mantener y prevenir futuras patologías.

En estas circunstancias, aconsejo por la mañana un sérum que combine hidratación y principios activos antioxidantes a modo preventivo, para prevenir la oxidación de las células provocada por la radiación solar o la contaminación; es decir, el envejecimiento prematuro.

¿Cuáles son los principios activos más indicados para este caso?

La vitamina C es el principio activo antioxidante por excelencia, el más conocido y de los mejores. En el INCI lo podemos encontrar como *ascorbic acid*. También aporta luminosidad, es despigmentante —reduce la aparición de las manchas— y es antiedad por su capacidad para promover la síntesis de colágeno y de ácido hialurónico.

Los derivados de la vitamina C también son muy recomendables. Los podemos encontrar con el nombre de *ascorbyl palmitate*. Son más suaves y menos potentes que la vitamina C, pero también menos irritantes. La vitamina E, por su parte, es también un excelente antioxidante que, con la vitamina C, potencia los resultados de esta.

Para una piel normal prácticamente cualquier sérum antioxidante puede irle bien. Lo ideal es que combinen vitamina C y E (juntos se potencian) y ácido hialurónico (ayuda a mantener la hidratación).

CONTORNO DE OJOS

En la rutina diaria, después del sérum y antes de la crema, se ha de aplicar el contorno de ojos. Nuestro tipo de piel no afecta a la hora de escoger este producto, por lo que lo veremos desarrollado en las necesidades de nuestra piel. No obstante, lo menciono aquí para que tengáis claro el orden correcto de los pasos en nuestra rutina.

CREMA

A la hora de elegir una crema para una piel normal primero debemos valorar su textura. Recordemos que las hay más ligeras, en gel (ideal para pieles grasas), crema-gel (para una piel mixta o normal), crema (la habitual que estamos acostumbrados a ver, piel normal a seca) y las untuosas (piel seca a muy seca).

No hay una regla fija que sirva para todos por igual, se trata, como estamos viendo, de encontrar nuestra fórmula, la que nos funciona a nosotras.

> *No hay una regla fija que sirva para todos por igual, se trata de encontrar nuestra fórmula, la que nos funciona a nosotras.*

Generalmente, una piel normal tiene un buen equilibrio entre hidratación y nutrición (es decir, entre lípidos y agua), por lo que una crema muy fluida en gel o muy untuosa, con más agua o con más grasa, no serían las idóneas. Deberíamos buscar una crema que tenga ese equilibrio; es decir, las texturas cremosas, que no son ni muy ligeras ni muy untuosas.

Si nuestra piel no presenta ningún problema que queramos tratar (manchas, arrugas, marcas, rojeces, flacidez, etc.), buscaremos una crema con esa textura y, al formar parte de la rutina de mañana, que sea hidratante con ácido hialurónico con hidrante humectante y emoliente (sus principales principios activos están en el capítulo 3, pág. 83).

PROTECTOR SOLAR

De la misma manera que pasa con las cremas, una piel normal tiene la ventaja de poder adaptarse a la textura habitual que encontramos en las cremas de protección solar.

Lo que sí debemos tener en cuenta, en todos los tipos

de piel, es que el producto tenga un FPS de un mínimo de 15 en invierno y de un mínimo 30 en verano y que sea de amplio espectro; es decir, que proteja frente a las diferentes radiaciones, tanto visibles (UVA y UVB) como inviables (infrarrojos IR).

Rutina de noche

DOBLE LIMPIEZA

La primera limpieza ha de hacerse con una base en aceite para limpiar el exceso de grasa.

Los mejores productos en este caso son aceites, leches limpiadoras, bálsamos y agua micelar, aunque esta última personalmente no es la opción que más me gusta porque muchas personas se la aplican con un disco desmaquillante, lo que puede provocar irritación. Además, siempre está el eterno debate con las aguas micelares, si se retiran o no; yo siempre recomiendo enjuagarlas.

Una piel normal puede decantarse por un primer paso de limpieza, por ejemplo, en aceite (es de mis formatos favoritos, disuelven muy bien los restos de maquillaje, protección solar y toda la suciedad acumulada soluble en aceite). Lo ideal es buscar alguno suave con la piel y apto para los ojos, así en un mismo paso limpias ojos y labios.

¿Cómo utilizar el aceite desmaquillante?

1. Lo aplicas en las manos (siempre limpias).
2. Lo frotas contra tus manos, para calentar el producto.

3. Lo masajeas en círculos por todo el rostro, que debe estar seco. Si humedecemos con agua la piel antes de limpiar con aceite, el aceite no es tan efectivo para eliminar toda la suciedad (recordemos que agua y aceite no se llevan bien).

4. Aclaramos con agua templada.

La segunda limpieza se debe hacer con un gel limpiador con base acuosa (gel, jabón o espuma). Por ejemplo, puede resultar muy beneficioso un gel limpiador suave que respete la piel y su pH. Ya que tenemos la piel en buen equilibrio, es importante que nuestros limpiadores siempre sean suaves, para no estropear ese equilibrio con un producto irritante.

¿Cómo se aplica un limpiador en gel?

1. Lo aplicas en tus manos (siempre limpias).

2. Frotas contra tus manos.

3. Lo masajeas en círculos por todo el rostro, sobre la piel humedecida. A diferencia del aceite, que es mejor aplicarlo con la piel seca, los limpiadores con base acuosa son mejor sobre la piel húmeda porque de esa manera irritan menos. (Realmente no tenemos que hacer nada extra, pues ya hemos humedecido la piel para retirar el primer limpiador; simplemente no la tenemos que secar entre uno y otro).

4. Aclaramos con agua tibia tirando a fresquita (frente al aceite, que se retira mejor con el agua más tibia). Además, al acabar la limpieza con agua fresquita, fomentamos la circulación sanguínea y descongestionamos.

TÓNICO

Como por la mañana, es un paso prescindible, pero si se desea usar tengamos cuidado de que no tenga base alcohólica, aporte hidratación y sea calmante.

SÉRUM

Igual que los sérum de día, por la noche, en la piel normal, no es imprescindible. De nuevo, se debe valorar si tenemos alguna problemática a tratar (manchas, marcas, arrugas, flacidez, tono apagado, deshidratación…). En ese caso, buscaríamos un sérum para tratar esos problemas (más adelante veremos con qué principios activos tratar cada uno de ellos). Si nuestra piel es normal y no tenemos ninguna problemática que tratar, podemos:

1. No usar sérum.
2. Usar el mismo sérum por la mañana y por la noche.
3. Si no usamos sérum por la mañana y queremos añadir uno en nuestra rutina de noche, decantarnos por sérum hidratantes con ácido hialurónico.

> ### Consejo
> ❀ En la rutina diaria, después del sérum y antes de la crema, se ha de aplicar el contorno de ojos

CONTORNO DE OJOS

En la rutina diaria, después del sérum y antes de la crema, se ha de aplicar el contorno de ojos.

CREMA

Puede ser la misma que utilicemos por la mañana, una crema apta para pieles normales. Si puntualmente nos notamos la piel algo más seca o que necesita un plus, podemos buscar una crema algo más densa y nutritiva para la noche.

EXFOLIACIÓN

No es imprescindible, pero tampoco la descarto en este tipo de piel. Ya sabéis lo que opino de la exfoliación: puede ayudarnos siempre y cuando se haga con moderación. Una piel normal suele aguantar bien las exfoliaciones, no obstante, utiliza un exfoliante suave y no más de una vez a la semana.

Un principio activo apropiado que podemos buscar en nuestro exfoliante o peeling es el ácido glicólico porque, en baja concentración, ayuda a la renovación de las células e hidrata.

MASCARILLA

Considero las mascarillas un extra en nuestra rutina que aporta más a nivel emocional por el hecho de dedicarte un tiempo para ti. Sin embargo, aunque van a ayudar, son más importantes los productos que apliquemos todos los días que no un producto (como las mascarillas) que lo pongamos puntualmente.

No obstante, siempre invitaré a tener tu día y un tiempo para ti, así que te animo a usarlas. Una piel normal puede beneficiarse de muchas de las mascarillas que hay en el mercado, sobre todo de las hidratantes.

Piel seca, ceramidas para restaurar e hidratar la piel

Este tipo de pieles produce menos cantidad de sebo que las normales, lo que provoca que su función barrera esté deteriorada y haya tirantez, picor y descamación. Las pieles secas suelen ser también pieles sensibles, por lo que vamos a buscar tratamientos que no sean muy agresivos.

Insisto en que saber bien cómo es nuestra piel es el primer paso imprescindible para encontrar una buena rutina. Recordemos que tener una piel seca no es lo mismo a una piel puntualmente deshidratada. Es muy habitual confundirlo, pero son cosas complemente distintas y, por lo tanto, se tratan de manera diferente. A grandes rasgos, la piel deshidratada es una condición puntual que puede surgir en cualquier etapa de la vida y cualquier tipo de piel, está carente de agua.

La piel seca, que suele tener una mayor predisposición a sufrir deshidratación, tiene un desequilibrio, carece de componentes grasos (lípidos), lo que provoca dificultad para retener agua en la piel. Nuestra piel en estado normal forma una barrera ante la entrada de patógenos y frente a la salida del agua natural de la piel. Cuando esta barrera sufre una bajada del nivel de sus componentes grasos, la barrera lipídica se rompe y hace que nuestra piel sea más propensa a la pérdida de agua, produciendo así una mayor tendencia a la deshidratación.

Una piel deshidratada necesitará hidratación, y una piel seca nutrición e hidratación.

Rutina de mañana

LIMPIADOR

Lo último que deberíamos hacer en una piel seca es quitarle el poco aceite que genera por el uso de un limpiador demasiado agresivo para este tipo de piel. Si después de limpiar tu piel la sientes tirante, sería conveniente que cambiaras de limpiador. Es increíble cómo muchas personas notan un gran cambio en el estado de su piel simplemente cambiándoles el limpiador. He tenido muchos casos de pacientes con pieles secas que, cuando revisaba su rutina, usaban como limpiador geles, jabones o espumas. Lo primero que hago en estos casos es cambiar el limpiador por una leche nutritiva que sea específica para pieles secas; con este paso, el cambio ya es muy grande.

Lo recomendable en este tipo de piel es el uso de limpiadores suaves y nutritivos, con una textura estilo crema o leche limpiadora. Observa si especifica en el producto que está recomendado para pieles secas.

¿Cómo se aplican los limpiadores en crema o en leche?
Como en todos los consejos que estoy compartiendo en este libro, os cuento cómo me gusta más a mí aplicarlo.

1. Recogemos el pelo para poder limpiar bien todas las zonas del rostro, cuello y escote.
2. Nos lavamos las manos.
3. Humedecemos un poco la piel, aplicamos la leche o crema en las manos y la trabajamos sobre el rostro; es decir, a modo circular, sin dejarnos ninguna zona.
4. Para retirar la leche limpiadora, no me gusta la opción de hacerlo con discos desmaquillantes, algodones o esponjas. Ya sabéis que soy partidaria del uso de nuestras manos. Cuantas menos cosas pongamos en nuestra piel mejor, ya que, siempre que frotamos algo contra nuestra piel, estamos irritando. Además, tampoco es la mejor opción para el medio ambiente. Prefiero aclarar con agua y secar suave con una toalla, a toquecitos, nada de arrastrar la toalla.

TÓNICO

No es un paso imprescindible en este tipo de piel.

Si se desea, se pueden usar tónicos hidratantes sin alcohol. Lo ideal es que combinen ingredientes como ácido hialurónico (potencia la hidratación), extracto de almendras dulces (ayuda a la sequedad de la piel y sus picores, es antiinflamatorio y calmante) y caléndula (hidratante y calmante).

Ente los principios activos más apropiados se encuentran las ceramidas. Es mi principio activo favorito para pieles secas. Las patologías más comunes como la irritación, la sequedad, las rojeces o la descamación tienen un déficit de ceramidas, esos lípidos o grasas que se encuentran de forma natural en la piel y son esenciales para una piel sana. Además, la exposición solar, el clima y la edad también afectan a los niveles de ceramidas, provocan deshidratación y una barrera mucho más debilitada. Este principio activo restaura e hidrata la piel. El ácido hialurónico es el principal componente hidratante, pero recordemos que una piel seca lo que tiene es falta de lípidos. El producto que usemos puede llevar este principio, porque siempre es beneficioso, pero sobre todo debe contener ceramidas.

Los ácidos grasos es otro principio activo muy importante para la piel seca, ya que repara la barrera de protección natural, mejora la hidratación de la piel, reduce los daños, nutre, protege y fortalece la superficie de la piel. Entre los más utilizados están el ácido palmítico (en los envases puedes encontrarlo en inglés como *palmitic acid*).

SÉRUM

Dado que por la mañana protegemos y por la noche tratamos, de día lo ideal es buscar sérum antioxidantes porque, como hemos visto, protegen la piel de los daños que puedan provocarnos la exposición solar o la contaminación. En el caso de las pieles secas, el sérum que se adapta a lo que necesitamos ha de ser antioxidante, hidratante y nutritivo. Un buen producto en estos casos es uno que combine, por ejemplo, vitamina C y E (u otros antioxidantes como ácido ferúlico, niacinamida o resveratrol), ácido hialurónico (hidratante) y ceramidas (aporta los lípidos que la piel seca necesita). Busca siempre que tenga alguno de estos ingredientes.

CONTORNO DE OJOS
En la rutina diaria, después del sérum y antes de la crema, se ha de aplicar el contorno de ojos.

CREMA
Como siempre digo, para encontrar una buena rutina, una que se adapte perfectamente a lo que necesitamos, siempre debemos tener en cuenta tanto el tipo como el estado de la piel. El tipo va a determinar, sobre todo, la textura de los productos: más ligera o densa en función de si nuestra piel tiene exceso o falta de grasa. Elegida la textura, buscaremos los principios activos que se adapten a las problemáticas que deseamos mejorar.

Dado que en este capítulo estamos tratando los tipos de piel, ¿qué crema necesitaríamos para una seca?

En el capítulo 3 hablábamos de la composición de las cremas, que tienen un componente acuoso y uno graso. Una crema más ligera tiene más cantidad de componente acuoso que graso (buena opción para pieles grasas); una textura normal, la más popular, como la crema, presenta más o menos la misma cantidad de componente graso como acuoso (adecuada para pieles normales a secas), y una textura más densa o untuosa presenta más cantidad de componente graso que de acuoso (recomendable para pieles secas a muy secas).

Para pieles secas buscaremos una crema con textura densa que contenga principios activos destinados a hidratar y nutrir.

En una piel seca, lo ideal a la hora de buscar una crema hidratante, es que combine ingredientes humectantes (recordemos que atraen la humedad de nuestra piel hacia la superficie para mantenerla hidratada, como ácido hialurónico o glicerina), emolientes (son los aceites vegetales, que ayudan a mantener el agua en la piel) y oclusivos (forman una capa sobre nuestra piel y evitan que la piel pierda agua, como ceras y aceites minerales). Esta combinación, por tanto, atrae la humedad, aporta hidratación y evita que la hidratación se pierda. Como he mencionado anteriormente, busca siempre que contenga, al menos, algunos de estos ingredientes.

Quiero hacer aquí un inciso para hablar de la diferencia entre aceites minerales y vegetales, que generan mucha confusión. Los dos son aceites, pero los minerales provienen del petróleo y los vegetales, de las plantas. Los minerales, tipo vaselinas y parafina, se quedan más en la superficie, creando una capa sobre la piel y manteniendo así su hidratación natural. Hay personas a las que no les gusta usarlo porque son derivados del petróleo, pero son principios activos muy seguros que no se absorben, por eso son oclusivos.

Respecto a los aceites vegetales, si tu piel es seca y madura te irá muy bien el de aguacate y, si está desvitalizada, deshidratada o con envejecimiento prematuro, el de argán, que es también reafirmante y cicatrizante. El aceite de borraja, uno de los más utilizados en cosmética, tiene un gran poder regenerador, y el de oliva tratado para cosmética nutre.

PROTECCIÓN SOLAR
En el caso de las pieles secas lo ideal es buscar protección

ÁLVARO BILBAO

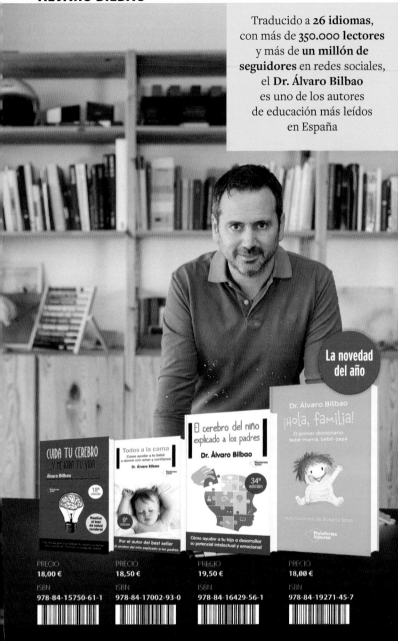

Traducido a **26 idiomas**, con más de **350.000 lectores** y más de **un millón de seguidores** en redes sociales, el **Dr. Álvaro Bilbao** es uno de los autores de educación más leídos en España

La novedad del año

CUIDA TU CEREBRO
...Y MEJORA TU VIDA
Álvaro Bilbao

Todos a la cama
Cómo ayudar a tu bebé a dormir con amor y confianza
Dr. Álvaro Bilbao

El cerebro del niño explicado a los padres
Dr. Álvaro Bilbao

¡HOLA, familia!
Dr. Álvaro Bilbao
El primer diccionario bebé-mamá, bebé-papá

PRECIO	PRECIO	PRECIO	PRECIO
18,00 €	18,50 €	19,50 €	18,00 €
ISBN	ISBN	ISBN	ISBN
978-84-15750-61-1	978-84-17002-93-0	978-84-16429-56-1	978-84-19271-45-7

Encuentre en su **librería** habitual
cualquier título de nuestro catálogo

PRÓXIMAS NOVEDADES

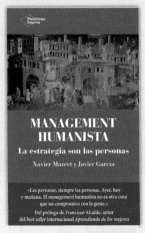

PRECIO
15,00 €

ISBN
978-84-19655-09-7

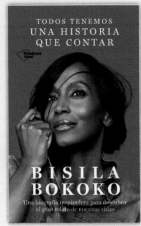

PRECIO
20,00 €

ISBN
978-84-19271-93-8

PRECIO
19,50 €

ISBN
978-84-19271-81-5

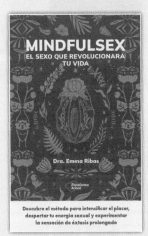

PRECIO
21,00 €

ISBN
978-84-19271-85-3

solar específica para pieles secas, que además de proteger del sol hidrate en profundidad.

Rutina por la noche

DOBLE LIMPIEZA

La primera limpieza debe realizarse con un bálsamo o aceite. La principal diferencia ente estos dos productos es que el aceite se puede aplicar directamente y el bálsamo debes frotarlo entre tus manos para convertirlo en una textura más aceitosa. Busquemos este tipo de limpiadores que especifiquen que son para pieles secas.

Para la segunda limpieza podemos buscar algún gel muy suave (recordad que en muchos casos las pieles secas son más sensibles) que aporte hidratación a la piel.

TÓNICO

Como hemos visto por la mañana, es optativo. Si queremos usar tónico, deberíamos evitar los que contienen alcohol, porque secan más la piel, y con funciones hidratantes y calmantes.

SÉRUM

Recordemos que los sérum de noche están más enfocados a tratar y que, para escoger un buen producto, debemos tener en cuenta el tipo de piel y las necesidades que queremos tratar. Como más adelante veremos las necesidades, en estos momentos nos centraremos solo en piel seca.

Al igual que por la mañana debemos buscar sérum hidratantes y nutritivos.

CREMA

Podemos usar la que empleemos por la mañana o alguna con una textura aun más densa o untuosa, que aporte más nutrición.

También podemos usar nuestra crema hidratante y combinarla con algún aceite aplicado después para que, durante la noche, la piel se hidrate y se nutra más. Esto lo podemos hacer todas las noches o solo algunas, según la necesidad que sintamos de un extra de hidratación en la piel.

También podemos combinarlos utilizando algunas noches crema y otras, aceite (sobre la piel húmeda para que penetre mejor) o, como ya hemos comentado, aplicando el aceite después de la crema para evitar que esta pierda sus funciones nutritivas. En pieles secas es muy beneficioso el aceite de jojoba, un humectante que mantiene la humedad de la piel. Este aceite, muy versátil, se puede utilizar en prácticamente todos los tipos de piel excepto en la acneica. Previene la deshidratación y revitaliza la piel. (En el capítulo 3, página 61, hablo en profundidad de la diferencia entre crema y aceite).

EXFOLIACIÓN

Debemos tener cuidado con este paso en el caso de las pieles secas.

Una piel seca, normalmente, es más sensible. Recordemos que en la superficie de la piel se encuentra de forma natural el manto hidrolipídico, una barrera que protege la piel, que está formada principalmente de agua y lípidos (grasa). Cuando hay un desequilibrio de agua o lípidos (como en el caso de piel seca, con déficit de lípidos), la función de protección no se puede hacer correctamente y la piel está más desprotegida y sensible. Teniendo esto en cuenta, lo último que debemos hacer en este tipo de piel es agredirla más. Hay que tener cuidado de no exfoliarla en exceso por la fragilidad que presenta, como máximo dos veces por semana.

Debemos evitar los exfoliantes físicos; es decir, los que tienen gránulos, porque pueden rasgar e irritar más la piel. En estos casos, aconsejo exfoliantes químicos suaves, que aporten además principios activos de hidratación. Un exfoliante adecuado puede contener ácido glicólico, ya que estimula la producción de ácido hialurónico y mejora la hidratación de la piel.

MASCARILLA

Pueden ser muy beneficiosas para hidratar la piel a corto plazo, pero recordad que las mascarillas son un extra, no un básico. Una piel seca debe nutrirse y tratarse a diario con una rutina adecuada para estar saludable.

Para pieles secas aconsejo las mascarillas con poder oclusivo, con velo de bio-celulosa. Este tipo de productos está impregnado de principios activos y el velo hace un efecto oclusivo para retener y ayudar a que penetre más.

Piel mixta, el secreto está en el equilibrio

Este tipo de piel es el más común y el que más duda nos genera. La clave para el cuidado de una piel mixta es el equilibrio. Este tipo de piel suele ser un poco más grasa en la parte central: frente, nariz y mejilla, y más seca en la parte periférica. Si no la tratamos adecuadamente, la deshidrataremos al utilizar productos muy secantes.

Encontrar un equilibrio no es fácil, me encuentro en muchas ocasiones con situaciones distintas: o bien se utilizan productos demasiado grasos para ese tipo de piel (se escogen al notarse zonas más secas) y esto va provocando la aparición de granitos constantemente. O todo lo contrario, al notarse zonas grasas no hidratan la piel, lo que empeora las zonas más secas.

Una rutina adecuada consistirá en tratar el exceso de grasa con productos seborreguladores y aportarle hidratación y nutrición con medida, para no excedernos.

Rutina de mañana

LIMPIADOR

La limpieza de nuestra piel es un paso básico e imprescindible para conseguir una piel sana. Pero me encuentro de manera frecuente a personas con piel mixta o grasa que se limpian la piel en exceso. La sensación de notarla grasa erróneamente puede llevar a pensar que necesitan más limpieza, pero esto no es así: limpiarla en exceso puede deshidratar la piel y que consigamos el efecto rebote, mayor producción de grasa.

En pieles mixtas debemos mirar lo primero de todo si tiende a grasa o a seca.

Si nuestra piel tiende a grasa, los limpiadores ideales son los que controlan el exceso de grasa. Un principio activo perfecto, si además tienes granitos, es el ácido salicílico, que es seborregulador, astringente e impide que se obstruyan los poros. Otra buena opción es la niacinamida, que tiene propiedades seborreguladoras y antiinflamatorias, además de hidratar la piel.

Los limpiadores deben ser ligeros, que además hidraten, para conseguir regular la grasa de la piel sin resecarla.

Si en tu caso, tu piel mixta tira más a seca, recomiendo usar limpiadores suaves, por ejemplo, los destinados a pieles sensibles, sin activos astringentes, porque nos van a permitir limpiar la piel a diario sin dañar ni resecar más la piel.

Si después del limpiador nos notamos la piel demasiado tirante, es que ese producto nos está resecando en exceso y debemos buscar otro que no reseque tanto.

TÓNICO
No es imprescindible salvo si tenemos una piel mixta con imperfecciones. En este caso, puede ayudarnos el uso de un tónico que contenga ácido salicílico, que va a tratar los puntos negros y las imperfecciones. Podemos aplicarlo en las zonas que más lo necesiten, no es necesario aplicarlo en todo el rostro.

Como hemos visto en los limpiadores, otro principio activo que puede ser de gran ayuda y podemos buscar en un tónico sería la niacinamida, que nos ayudará a seboregular la piel.

Recordemos que el tónico no funciona para acabar de limpiar la piel, es decir, no está bien pasar un disco o algodón y que veamos suciedad en él. En esos casos, hay que limpiar bien la piel previamente. También os recuerdo que prefiero aplicar el tónico en las manos y a toquecitos después en el rostro, que frotar un disco, que puede irritarnos la piel.

SÉRUM

En los sérum de día para pieles mixtas (sin tener en cuenta ninguna otra patología como manchas, acné o rosácea) vamos a buscar protección antioxidante, que ayuda a la piel a defenderse de la radiación solar y de la contaminación.

La vitamina C es el antioxidante estrella, es despigmentante, antiinflamatoria, seborreguladora y repara la barrera cutánea. Es perfecta si tu piel, además de grasa, tiene tendencia acneica, es sensible o padeces rosácea.

También hay que tener en cuenta la textura. Es mejor un sérum en gel, de consistencia más acuosa y fluida, y evitar los que tienen base de aceite, que puede dejarnos una sensación muy grasosa.

CONTORNO DE OJOS

En la rutina diaria, después del sérum y antes de la crema, se ha de aplicar el contorno de ojos.

CREMA

En una piel mixta debemos buscar seboregular, controlar el exceso de grasa, por lo que lo ideal es buscar cosmética *oil free* (libre de aceites), con texturas ligeras con mayor porcentaje de agua. Si nuestra piel tiende a grasa, la textura apropiada es más tipo gel, y si está entre grasa y seca, la mejor textura es más crema-gel.

Si sentimos una gran diferencia entre las zonas más secas y las zonas más grasas, se puede optar por tener dos cremas, una *oil free* con principios activos seborreguladores, que puedes aplicar en la zona con más grasa (habitualmente frente, nariz y barbilla), y utilizar una crema más densa, destinada a hidratar en las zonas que notamos más secas, habitualmente pómulos y mandíbula.

La piel mixta es la más variable porque puede ser más seca o grasa; de hecho, hay productos que engloban «para pieles normales y mixtas» o «grasas y mixtas», algo que es un grave error. De ahí la importancia de conocernos bien y distinguir entre piel normal, grasa, seca y mixta para buscar y aportar lo que necesitemos.

PROTECCIÓN SOLAR

Podemos buscar protecciones solares que especifiquen que son *oil free*, con toque seco, acabado mate y con texturas ligeras.

Como en el caso de las cremas, si es mixta y bastante grasa, buscaremos un producto *oil free*. Si es mixta, grasa y con imperfecciones, debemos aplicarnos una apta para pieles acneicas. Si es mixta y poco grasa y sin imperfecciones, será suficiente una textura fluida.

Rutina por la noche

DOBLE LIMPIEZA

Realizar una doble limpieza por la noche es importante para mantener la piel sana. Se trata de emplear dos limpiadores, el primero en base de aceite, que va a eliminar mejor todo lo soluble en aceite como el maquillaje, protección solar, exceso de grasa… Y el segundo, en base de agua, que va a eliminar mejor la suciedad soluble en agua como el sudor. Si nuestra piel es mixta sin exceso de grasa le va a ir muy bien un aceite. Si es más grasa y tiene imperfecciones, busquemos aceites limpiadores que no sean comedogénicos. En este tipo de piel no tengamos miedo a la utilización de aceites siempre y cuando los que usamos sean no comedogénicos y nos ayuden a limpiar la piel sin engrasarla. Además, después de este primer paso vamos a limpiarnos bien.

En la segunda limpieza debemos apostar por un limpiador en base acuosa, una espuma o textura gel con principios seborreguladores, que no reseque en exceso, que hidrate pero que ayude a controlar el exceso de grasa. Son apropiados, por ejemplo, el ácido salicílico, la niacinamida o el ácido azelaico.

TÓNICO

Igual que hemos visto en la rutina de la mañana, no es un paso imprescindible, No es necesario. Si tenemos imperfecciones podemos utilizar uno con ácido salicílico, que ayuda a mantener los poros limpios y a prevenir la aparición de imperfecciones.

Otra buena opción es la niacinamida, que nos puede ayudar a controlar el exceso de grasa.

SÉRUM

Recordemos que los sérum de noche están más destinados a tratar, por lo que es fundamental saber, además de tu tipo de piel (mixta, en este caso), qué necesidades queremos atender (acné, marcas, manchas, envejecimiento, rojeces...), de esta manera podemos buscar un sérum con tratamiento apto para pieles mixtas, como veremos más adelante.

Si solo nos centramos en el tipo de piel es difícil dar con un producto adecuado. Este es uno de los mayores problemas que me encuentro, hay muchísimas personas que me escriben diciéndome que les aconseje un sérum para pieles mixtas y esto me lleva a la conclusión de que muchas personas no encuentran una rutina que les aporte buenos resultados, porque no tienen en cuenta toda la información sobre su piel.

Si tenemos una piel mixta sin ninguna necesidad, mi recomendación es un sérum destinado a prevenir futuras problemáticas.

Entre los principios activos apropiados están el ácido salicílico, el ácido glicólico, el gluconato de zinc o algún retinoide (el más conocido es el retinol).

Lo más habitual en una piel mixta es que presente en algunas zonas granitos y puntos negros, más adelante veremos cómo tratarlos.

CONTORNO DE OJOS
En la rutina diaria, después del sérum y antes de la crema, se ha de aplicar el contorno de ojos.

CREMA
No es fácil dar con una crema que no nos aporte demasiada grasa pero que a la vez nos ayude con las zonas más secas. El uso de este producto dependerá de cómo tengas la piel. Si tienes zonas muy deshidratadas, que incluso se descaman, y otras muy grasas, te aconsejo que te apliques una crema más nutritiva en las zonas más deshidratadas, como los pómulos, y otra más ligera en el resto. En estos casos lo ideal sería que apliques primero la más ligera y luego refuerces con la más nutritiva. Como hemos hablado en la rutina de la mañana, si tenemos una piel más bien grasa, es importante que busquemos una crema *oil free* no comedogénica y, si no, una crema ligera con más agua que aceite.

EXFOLIACIÓN
Para la exfoliación tenemos dos opciones. Una es utilizar un exfoliante para todo el rostro, como un exfoliante suave de ácido glicólico, que nos va a ayudar a eliminar células

muertas, evitar la aparición de imperfecciones y regular la cantidad de sebo. También podemos utilizar un exfoliante de ácido salicílico, para la zona T, es decir, para la zona que tenemos más grasa, sobre todo si tenemos imperfecciones, ya que va a penetrar en los poros para conseguir una limpieza más profunda. Otro principio activo apropiado es el zinc, que regula la producción de grasa y masifica la piel. Un exfoliante que combine ácido salicílico y zinc será ideal.

MASCARILLA

En estos casos aconsejo mascarilla de arcilla en las zonas más grasas. Son mis favoritas para mejorar impurezas y ayudar con el exceso de grasa. Recordad no dejarlas mucho tiempo secas sobre el rostro, pues podrían secarnos en exceso y no es lo que buscamos. En el resto del rostro podríamos utilizar una mascarilla más hidratante. Recomiendo aplicar primero la mascarilla de arcilla y después la hidratante, si notamos que lo necesitamos en alguna zona.

Las mascarillas no son imprescindibles en nuestra rutina, ya que, como hemos estado viendo, lo más importante es el cuidado diaria y constante, por lo que, si únicamente utilizamos una mascarilla de arcilla en las zonas grasas, no sería necesario aplicar de otro tipo en las zonas más secas. Con una correcta rutina ya le estaríamos aplicando la hidratación que necesita. Esto irá según los gustos.

Piel grasa, los seborreguladores, la llave maestra

La piel sufre un exceso de sebo, está brillante casi todo el tiempo, con los poros más dilatados y suele presentar imperfecciones. En este caso lo fundamental es trabajar a diario con seborreguladores.

Uno de los problemas principales es que cuando hacemos una rutina para piel grasa solemos utilizar muchos productos secantes, limpiadores, tónicos, sérum y, además, en muchas ocasiones no añadimos crema hidratante porque, al tenerla grasa, pensamos que no la necesitamos. Esto provoca un efecto rebote, la piel siente que la estamos secando en exceso y se pone a producir a más grasa. Por lo tanto, para una piel grasa es recomendable utilizar productos seborreguladores e hidratarla.

Rutina por la mañana

LIMPIADOR
Limpiadores en gel o espuma que contengan agentes matificantes y seborreguladores (el ácido salicílico es el ingrediente estrella para este tipo de pieles, sobre todo si además tenemos granitos o puntos negros).

Otros principios activos seborreguladores son la niacinamida, el ácido azelaico o el retinol.

Como en la piel mixta, si utilizamos el limpiador y, al acabar, nos notamos la piel tirante, es que nos está resecando. Hay que tener cuidado, porque si nos reseca demasiado podemos conseguir el efecto adverso y que nuestra piel segregue más grasa todavía.

TÓNICO

Es un paso prescindible salvo si tenemos imperfecciones, puntos negros y granitos. Si es así, podríamos decantarnos por un tónico con ácido salicílico o ácido glicólico (encontrarás los principios activos que te van bien en próximas páginas, en las que trataré los puntos negros o comodones abiertos dentro de los estados de la piel).

Otra buena opción sería un tónico con niacinamida, que puede ayudarnos a controlar el exceso de grasa y a tratar y prevenir imperfecciones.

SÉRUM

Como en todas las rutinas de mañana, aconsejo el uso de un sérum antioxidante para proteger la piel del daño que provocan el sol y la contaminación.

Para este tipo de piel deberíamos buscar una textura muy ligera, acuosa, de rápida absorción, sin resultado graso, que le va mucho mejor que una textura en aceite o más densa.

En cuanto a principios activos antioxidantes que son especialmente interesantes para una piel grasa encontramos el resveratrol o té negro, con propiedades calmantes y antiinflamatorios, y la niacinamida, que calma, repara y controla el exceso de grasa en la piel.

Como hemos visto al inicio, en la piel grasa, tendemos a utilizar muchos productos enfocados al control de sebo y olvidamos la hidratación, cuya ausencia puede provocar un efecto rebote. Por eso, el combinado de niacinamida y ácido hialurónico es perfecto en pieles grasas.

CONTORNO DE OJOS
En la rutina diaria, después del sérum y antes de la crema, se ha de aplicar el contorno de ojos.

CREMA
Lo primero que debemos tener en cuenta para escoger una crema hidratante para piel grasa es su textura. Recordemos que una crema está compuesta de una base acuosa (principalmente agua) y una base oleosa (aceite). Una textura ligera llevará más cantidad de agua que de aceite, y una textura más densa, al revés. Por lo tanto, para una piel grasa lo ideal es buscar una textura fluida tipo gel.

Por otro lado, debemos apostar por cremas hidrantes *oil free* y, si además presentamos imperfecciones, no comedogénicas. Un error que suelen cometer las personas con piel grasa es no hidratarse, pero, si no lo hacemos, la piel segregará más grasa y entraremos en un difícil espiral. Como después vamos a utilizar protección solar, si notamos nuestra piel muy brillante durante el día, podemos saltarnos la crema hidratante de día.

En este caso, los productos a aplicar serían, después de la limpieza: sérum antioxidante e hidratante y protección solar. La elección de utilizar o no por la mañana crema irá en función de cómo notemos nuestra piel.

PROTECCIÓN SOLAR

El uso de protección solar es básico para todas las pieles todos los días del año.

En muchas ocasiones cometemos el error de no utilizar protección solar cuando tenemos la piel grasa, porque nos resulta muy pesada y sentimos que nos engrasa más la piel. Hoy en día esto ya no es un problema, ya que podemos encontrar en el mercado muchas opciones de protecciones solares que se pueden adaptar a nuestros tipos de piel.

En este caso, debe ser apta para piel grasa y *oil free*, de textura ligera y acabado mate. En el caso de presentar imperfecciones, debe ser no comedogénica y específica para pieles acneicas.

Rutina por la noche

DOBLE LIMPIEZA

En un primer paso limpiemos con un aceite no comedogénico. Cuando nuestra piel es grasa este paso nos da miedo, por si nos puede provocar más grasa, pero si buscamos un producto adecuado, un aceite apto para pieles grasas y no comedogénico, no tiene por qué pasar. Además, seguidamente vamos a utilizar un segundo limpiador que ayudará a que no queden restos de aceite en nuestra piel. Si aun así no os sentís seguras para usar un aceite limpiador, podéis optar por un agua micelar, ideal si es suave.

El segundo paso lo haremos con un limpiador en base acuoso, como un gel o espuma. Será el mismo producto que hemos utilizado en la limpieza de la mañana, con principios activos matificantes y seborreguladores, pero que no reseque la piel.

Recordad que, si al acabar la limpieza, notáis la piel tirante, debéis cambiar los productos que utilizáis.

TÓNICO

De la misma manera que hemos visto en la rutina de mañana, el uso del tónico no es un básico, pero puede ser interesante, sobre todo si tenemos imperfecciones, algo muy habitual en pieles grasas.

Si es el caso, podríamos decantarnos por un tónico con ácido salicílico o ácido glicólico. Encontrarás los principios activos que te van bien en próximas páginas, en las que trataré los puntos negros o comodones abiertos dentro de los estados de la piel).

Otra buena opción sería un tónico con niacinamida, que puede ayudarnos a controlar el exceso de grasa y a tratar y prevenir imperfecciones.

Como por la mañana, si tenemos imperfecciones, será muy beneficioso el ácido salicílico o el glicólico.

SÉRUM

Como ya hemos visto con otros tipos de piel, elegir un sérum de noche solo teniendo la información de que es una piel grasa es complicado, porque cada una de ellas podrá tener unas condiciones y necesidades diferentes.

Las pieles grasas suelen presentar acné y puntos negros,

pero también podemos tener manchas, piel deshidratada (muy habitual en este tipo de pieles por la cantidad de productos secantes y poca hidratación que le damos a nuestra piel), marcas, etc. De ahí que necesitemos información más completa sobre el estado de la piel, que veremos más adelante.

Si no quisiéramos tratar nada más que el exceso de grasa podemos utilizar el mismo sérum que por la mañana, una combinación de niacinamida y ácido hialurónico, que nos aporta hidratación, calma, repara y controla la producción de sebo en nuestra piel.

Otra opción es la combinación de niacinamida y zinc, que calma, repara, regula la producción de sebo y previene la aparición de granitos. Esta opción es más secante que la anterior, más apropiada si notamos la piel muy grasosa.

También es muy interesante el retinol, que entre sus múltiples beneficios ayuda con el exceso de grasa, la textura irregular y la apariencia de los poros dilatados.

CONTORNO DE OJOS
En la rutina diaria, después del sérum y antes de la crema, se ha de aplicar el contorno de ojos.

CREMA
Como hemos visto por la mañana, lo ideal es buscar cremas hidratantes con una textura ligera, tipo gel, que sean aptas para pieles grasas, es decir, *oil free* y no comedogénicas.

EXFOLIANTE

En los casos de piel grasa, a no ser que la notemos sensible, podemos exfoliar una vez cada dos semanas aproximadamente. Como sabéis, prefiero los exfoliantes químicos que los exfoliantes mecánicos, que suelen ser más irritantes. A la hora de escoger un producto seguiremos los mismos criterios de principios activos que hemos visto en el resto de la rutina, busquemos que ponga que es para pieles grasas y que, entre sus componentes, tenga, por ejemplo, niacinamida, ácido glicólico, ácido salicílico o zinc.

MASCARILLA

En el caso de las pieles grasas es donde más me gusta incluirlas en la rutina, especialmente las de arcilla. Podemos aplicarlas una o dos veces por semana para controlar el exceso de grasa. Para aquellas pieles con tendencia a puntos negros, me encanta la combinación de un tónico con ácido salicílico y una mascarilla de arcilla.

**Piel sensible, camomila, manzanilla, hamamelis…
calmar, calmar y calmar**

La piel sensible, que reacciona de forma exagerada a un factor externo e interno y cuyos síntomas pueden confundirse con la piel seca, puede ser un tipo de piel o un estado puntual. En ambos casos debemos reparar la función barrera, que está muy dañada.

Como dije anteriormente, si pensamos que tenemos la piel sensible, es importante que tengamos un buen diagnóstico, porque hay veces que podemos tener otra patología.

Rutina de día

LIMPIADOR

Lo importante es no agredir y no dañar más la barrera de protección de nuestra piel. Muchos limpiadores resultan muy agresivos para este tipo de pieles. Debe ser lo más suave posible, respetando el pH de nuestra piel y sin irritar. Busca aquellos, especialmente en gel, aptos para pieles sensibles.

Otra opción es utilizar agua micelar específica para pieles sensibles. Normalmente prefiero otro tipo de limpiadores, pero es cierto que este tipo de piel puede beneficiarse de su uso, porque protegerá los lípidos naturales de la piel.

Principios activos que ayudan son camomila, manzanilla, glicerina, agua termal, centella asiática, hamamelis, ceramidas y niacinamida, un ingrediente muy calmante que ayuda con las rojeces. Es importante que en el envase especifique para «pieles sensibles», porque seguramente su formulación estará hecha para este tipo de piel, al evitar agentes irritantes como perfumes.

Vamos a limpiar la piel sin dañarla. Los cambios bruscos de temperatura no le van bien, y el agua debe ser templada ni fría ni caliente.

TÓNICO

Hay que tener mucho cuidado con los tónicos, ya que es fácil que contengan alcohol, perfumes y otras sustancias que pueden ser irritantes en pieles sensibles.

Si tienes la piel tirante y quieres una sensación de confort, apuesta por bruma refrescante, calmante e hidratante. Otra buena opción es calmar la piel con brumas de agua termal.

SÉRUM

Como en todas las rutinas de mañana, vamos a buscar un antioxidante para proteger la piel frente al daño producido por el sol y la contaminación. En caso de pieles sensibles, además de antioxidante, también debería aportar propiedades calmantes, hidratantes y reparadoras.

Si os fijáis, en todos los tipos de piel, estamos adaptando los sérum antioxidantes para que, además de proteger, también ayuden con las necesidades de cada una. En este caso, la niacinamida es uno de los grandes aliados, porque además de ser antioxidante es antiinflamatoria y también ayuda en el proceso de reparación de la barrera cutánea, algo muy interesantes porque recordemos que las pieles sensibles tienen la barrera protectora dañada.

CONTORNO DE OJOS

La zona del contorno de ojos es una de las más delicadas de nuestro cuerpo porque es mucho más fina y frágil. Si, además, tenemos la zona sensible, aun debemos tener más cuidado.

Hay personas con mayor sensibilidad a las que el uso de correctores, rímel, sombras, *eyeliner*, el sol, calor o frío les provoca sequedad e irritación. En estos casos debemos buscar contornos de ojos que sean específicos para piel sensible, que su función sea calmar e hidratar. Puede contener activos como ácido hialurónico, pantenol o ceramidas.

Es importante también, si nos maquillamos los ojos, que lo hagamos con productos hipoalergénicos y nos desmaquillemos con un limpiador para pieles sensibles. No nos olvidemos de proteger la zona del sol.

CREMA

Las pieles sensibles necesitan más hidratación, porque como tienen la barrera de protección muy débil no puede hacer bien su función de proteger a nivel externo y a nivel interno prevenir que pierda agua, por este motivo las pieles secas pierden agua y se deshidratan con más facilidad. Esto provoca también daños a la inversa, al estar más seca, se sensibiliza aún más la piel.

Por este motivo la hidratación es fundamental. Necesitas una hidratante formulada para este tipo de piel, que no contenga sustancias irritantes, fragancias, colorantes ni alcohol, y sí principios activos calmantes como caléndula, manzanilla, hamamelis o aceite de almendras dulces. También debes tener en cuenta principios activos que mejoren la función barrera, como manteca de karité; hidratantes, como glicerina y ácido hialurónico, y reparadores, como ceramidas y centella asiática.

Respecto a la textura, podrás optar por una más ligera o densa, según la necesidad de tu piel (la piel sensible puede ser grasa, seca o mixta).

PROTECCIÓN SOLAR

Debe ser mineral, que es más suave y menos irritante y lleva menos conservantes, perfume y alcohol. Los productos minerales no tienen filtros químicos, son ideales para las pieles más sensibles que no toleran los químicos. En el envase lo identificará como protector para pieles sensibles o tolerante o mineral.

Rutina de noche

DOBLE LIMPIEZA

El primer paso debe realizarse con bálsamos o limpiadores con aceite con principios activos apropiados para pieles sensibles, como la centella asiática, hamamelis, manzanilla, etc. Ten especial cuidado con los aceites esenciales, son muy irritantes y no deben aplicarse en ningún tipo de piel, menos aún en una sensible.

El segundo paso se realizará con un limpiador en base acuoso. Igual que hemos visto por la mañana debe ser lo más suave posible, respetando el pH de nuestra piel y sin irritar. Busca aquellos, especialmente en gel, aptos para pieles sensibles.

TÓNICO

Ya hemos visto que no es un básico, seguimos las mismas recomendaciones que hemos visto en la rutina de mañana: optar por un tónico sin alcohol, calmante e hidratante, que especifique apto para pieles sensibles.

SÉRUM

En el caso de una piel sensible, si no quieres tratar alguna necesidad específica, vamos a buscar calmar, reparar la función barrera y, sobre todo, hidratar. Como hemos visto, las pieles sensibles, tienen tendencia a estar más deshidratada por la pérdida de agua. Más adelante examinaremos las problemáticas específicas de la piel con mayor detalle.
En caso de pieles sensibles estas son las opciones más recomendables.

- Si tienes la piel grasa o con granitos o manchas, busca, además de la niacinamida, *ascorbyl glucoside*, derivado de la vitamina C.
- Si tienes la piel seca o envejecida, es muy beneficiosa la vitamina E.
- El resveratrol es perfecto si además tienes la piel grasa. Es calmante y mejora la función barrera.
- Si tienes imperfecciones, granitos y piel sensible, el mejor principio activo es el ácido salicílico, porque exfolia, regenera y, en bajas concentraciones, es bien tolerado en pieles sensibles. Si la piel es muy sensible y no lo toleras

bien, puedes utilizar niacinamida o ácido azelaico, que ayudan con los granitos.

- Para pieles sensibles y deshidratadas usa glicerina, que retiene el agua que está de forma natural en nuestro interior, y evita la deshidratación. El aloe vera, hidratante, es un extracto vegetal que tiene propiedades muy calmantes.
- Si tienes manchas o acné los principios activos que mejor te sentarán son niacinamida y ácido azelaico.

CONTORNO DE OJOS
En la rutina diaria, después del sérum y antes de la crema, se ha de aplicar el contorno de ojos.

CREMA
Debe ser específica para este tipo de piel, ya que elimina las partes más irritantes de estos productos y añade principios activos muy calmantes como aloe vera, lanolina o bisabolol. La textura de la piel, si es más densa o ligera, la vamos a escoger en función de si tenemos la piel más grasa o seca.

EXFOLIANTE
En una piel sensible, como tiene la barrera debilitada, no es recomendable exfoliar mucho. Si exfolias una vez al mes, hazlo con exfoliantes enzimáticos, los más suaves, o con ácido láctico que, además, hidrata la piel.

Los exfoliantes enzimáticos son lo más suaves y especialmente interesantes en caso de pieles sensibles, sus componentes son enzimas naturales extraídas de frutas principalmente. Eliminan células muertas de forma más suave y respetuosa con la piel. A diferencia de los exfoliantes mecánicos no actúan por fricción, lo que previene el daño a la piel. Su uso es más parecido a los exfoliares químicos, pero con ingredientes más suaves.

MASCARILLA

Como hemos visto en el resto de tipos de piel, las mascarillas son un complemento, un plus. Si queremos tratar la irritación y sensibilidad de la piel, lo que realmente nos da resultados y confort es el cuidado diario y continuo.

En estos casos deberíamos buscar las calmantes e hidratantes, principalmente con principios activos como niacinamida, centella asiática, aloe vera o glicerina.

Paso a detallaros a continuación las rutinas que recomiendo según el estado de la piel.

Para la rosácea, el producto estrella, la niacinamida

Las personas que sufren rosácea, una enfermedad crónica que, aunque no tiene cura, se puede mantener bastante contro,lada, suelen tener eritema; es decir, piel enrojecida, granos y unas venitas que se llaman telagiectasias. Las células que se encargan de proteger la piel reaccionan mucho más ante cualquier estímulo. Como con la piel sensible, también suelen ser pieles deshidratadas.

Lo primero que debemos hacer es acudir al médico para

asegurar el diagnóstico y el tratamiento. Además de seguir las recomendaciones de nuestro dermatólogo, podemos llevar una rutina diaria en casa para aliviar sus síntomas. Será, principalmente, evitando productos con base alcohólica. Además, debemos evitar comida picante, alcohol, exposición solar, productos irritantes que resequen y, en la medida de lo posible, estados de estrés. Nuestra rutina variará en función de si tenemos la piel más o menos grasa, con granitos o sin ellos.

Rutina de día

LIMPIADOR
En estos casos, mi opción favorita son los geles limpiadores, porque cualquier producto de limpieza que dejemos en la piel puede ser irritante; por ese motivo, no suelo recomendar agua micelar. Aunqu,e, si tenéis la piel muy sensible y no toleráis bien el agua, podéis buscar un agua micelar apta para pieles con rosácea.

Debemos usar limpiadores muy suaves tipo gel que no resequen, sin principios irritantes y aptos para pieles sensibles o incluso aptos para rosácea. Puedes utilizar el mismo que aplicaríamos para pieles sensibles, aunque también debes evaluar si tienes la piel más seca o deshidratada, la mayoría de las veces por un uso incorrecto de los cosméticos.

Si notas la piel muy seca o deshidratada también puedes optar por el uso de leches limpiador aptas para pieles sensibles.

En mi caso, tengo rosácea, pero no tengo la piel ni deshidratada ni seca porque la tengo controlada. En este tipo de pieles te recomiendo especialmente que evites el agua muy caliente y las saunas, y limpies y seques la piel de manera muy delicada presionando y no frotando.

TÓNICO

Conviene no usarlo, ya que suelen tener agentes irritantes. Además, en pieles con rosácea, suelo recomendar rutinas sencillas y evitar aplicar muchos productos.

Si te gusta la sensación que te deja, utiliza uno con principios activos calmantes e hidratantes como los recomendados para pieles sensibles.

SÉRUM

Debe ser apto para piel sensible y rico en niacinamida, que repara la barrera dañada, ayuda con las rojeces, es calmante, antiinflamatoria, seborreguladora y ayuda con los granitos.

Si tienes problemas de granitos o manchas te animo a utilizar un combinado que me encanta compuesto de niacinamida y ácido azelaico, que controla las rojeces y los granitos, es seborregulador y despigmentante, por lo que ayuda con la marca que deja el granito. Además de ser muy completo, el aceite azelaico, cuando te lo pones, notas una mejora casi inmediata.

CONTORNO DE OJOS

Puedes guiarte por la propuesta para el caso de pieles sensibles.

CREMA

En el mercado existen muchas marcas con líneas de productos específicos para rosácea. En algunas lo especifican y en otras no, en función de que el fabricante haya decidido pasar los estudios obligatorios por ley para recibir esa denominación; por eso, lo más importante es mirar los ingredientes, como niacinamida, principio estrella de la rosácea, y ceramidas, que reparan la función barrera. También es muy descongestionante %el agua termal, perfecta para usar cuando notas la piel con ardor. También son muy interesantes las cremas antirrojeces, que actúan sobre los vasos sanguíneos.

En el caso de que tengas la piel grasa puedes saltarte la crema hidratante (como vimos en la rutina de pieles grasas) y usar solamente protección solar. De esta manera evitaremos el exceso de brillos durante el día.

PROTECCIÓN SOLAR

Es muy importante protegernos del sol, ya que la exposición solar es uno de los desencadenantes de brotes de rosácea.

El protector debe ser mineral porque es menos irritante y apto para pieles sensibles. Busquemos productos con principios activos que vayan bien para la rosácea, como niacinamida y aloe vera.

Rutina de noche

DOBLE LIMPIEZA
El primer paso debe consistir en un aceite o bálsamo para una piel muy sensible o un agua micelar, también específica para una piel muy sensible. El segundo será una limpieza con un gel suave apto para pieles sensibles. Recordad evitar el agua caliente y frotar la piel al secarla, debe hacerse siempre a toquecitos suaves.

TÓNICO
Igual que hemos visto en la rutina de mañana, mucho cuidado con el uso de tónicos, que no sean astringentes e irriten la piel.

SÉRUM
La rutina de noche, como ya sabemos, está destinada a tratar. En este tipo de pieles puede haber acné, eritema o telangiectasias. Además, como hemos visto, cuando hay rosácea, es una piel sensible y deshidratada, ya que la capa más superficial de la piel, la que se encarga de protegernos, es deficiente, pierde agua. En la mayoría de los casos está deshidratada, por lo que necesita hidratación y no exponerla a productos irritantes.

Es importante saber qué queremos tratar para encontrar así los productos adecuados; por ejemplo, si tenemos granitos, podemos apostar por utilizar ácido azelaico con retinoides, habiendo consultado previamente al médico.

El buen uso de los retinoides

Esta familia de principios activos es muy irritante y se debe empezar a aplicar poco a poco, especialmente en este tipo de pieles tan delicadas, aunque es extensible a todas las pieles: primero, comenzamos con una dosis de 0,3 % tres noches por semana. Si la piel no se irrita podemos hacerlo en noches alternas, y, si lo aguanta bien, podemos empezar a aplicar todas las noches. A partir de ahí también podemos subir la cantidad, hasta 0,5 %. Lo hay hasta del 1 % pero en este caso yo siempre consultaría antes al dermatólogo, ya que es una cantidad muy alta. Si vas a usar retinol, puedes ponerte primero una crema ligera e hidratante y después el retinoide para que no penetre tanto.

CONTORNO DE OJOS

En estos casos debemos utilizar un producto específico para pieles sensibles.

CREMA

Por la noche buscamos calmar y reparar la piel con principios activos como el pantenol, la niacinamida, la alantoína, el ácido hialurónico, la centella asiática y el ácido azelaico. Si notamos la piel más dañada de lo normal podemos incorporar principios activos que ayuden con la barrera de protección, como los ácidos grasos y las ceramidas, que vimos en la piel seca.

EXFOLIANTE

Recordemos que exfoliar la piel altera aún más el estrato córneo que ya de por sí está dañado, por lo que no lo recomiendo. Si ya tenemos acné, con el uso del ácido azelaico o del retinol será suficiente para ir ayudando a la piel a regenerarse.

MASCARILLA

Es prescindible, pero si te apetece usarla, busca una que sea calmante con principios como manzanilla, aloe vera, la centella asiática, hamamelis y camomila. Puede aportar un cuidado hidratante y calmante intensivo.

Manchas, despigmentantes al poder

Recordemos la importancia de acudir al dermatólogo cuando veamos manchas que han cambiado de forma, color o tamaño. En el caso de las manchas, es interesante combinar con tratamiento en clínica la rutina diaria en casa.

Rutina de día

LIMPIADOR

No hay un producto de limpieza específico para las manchas, por lo que el más adecuado será en función de nuestro tipo de piel y necesidad. No obstante, aconsejo limpiadores suaves porque una piel con manchas se trata con productos despigmentantes, que son irritantes, ya que contienen activos potentes.

Lo más importante en una rutina es conseguir un equilibrio, no debemos pensar los productos por sí solos, sino en el conjunto de la rutina. En estos casos, si por la noche vamos a utilizar productos despigmentantes que pueden ser irritantes, debemos compensar con otros productos suaves para no irritar la piel en exceso.

TÓNICO

Es un paso prescindible. Como ya hemos visto en el resto de rutinas, podemos usar tónicos o lociones si nos gustan, siempre y cuando no contengan principios activos irritantes y que vayan destinados a descongestionar e hidratar.

SÉRUM

Dado que el objetivo por la mañana es el de, proteger la piel y prevenir la aparición de manchas, además de ir tratando las ya existentes. Lo haremos con un antioxidante porque nos ayudarán a combatir los daños provocados por el sol y a prevenir la aparición de manchas. Un buen principio activo es la vitamina C, que es antioxidante, despigmenta y da luminosidad. Otros principios activos despigmentantes son ácido azelaico, ácido tranexámico, ácido kójico y arbutina.

CONTORNO DE OJOS

Escoger un contorno de ojos irá más en función de las necesidades que tengamos en esa zona, como bolsas, arrugas, flacide u ojeras oscuras.

CREMA

Recomiendo que sea una hidratante que se adapte a tu tipo de piel; es decir, que sea más ligera o densa, en función de si tenemos la piel más seca o grasa, y que nos ayude a prevenir la aparición de manchas.

PROTECCIÓN SOLAR

En este caso es muy importante que sea de FPS 50 plus y de amplio espectro, porque el desencadenante principal de la aparición de manchas es el sol.

Hay muchos protectores para pieles con manchas que pueden llevar principios activos muy recomendables, como la niacinamida.

Rutina de noche

DOBLE LIMPIEZA

Como en todo tipo y estados de piel, la primera limpieza debe realizarse con un producto de base grasa y otro acuoso, el mismo que utilizamos por la mañana. En ambos casos recomiendo que sean limpiadores suaves, porque como comentamos en la rutina de mañana, vamos a utilizar productos despigmentantes que pueden ser irritantes, y lo último que debemos hacer es utilizar un limpiador que agreda más la piel.

TÓNICO

No es necesario, pero si te apetece porque la sensación de aplicártelo te produce bienestar, te recomiendo uno que sea suave, sin base alcohólica, y que calme por el motivo comentado anteriormente: los productos despigmentantes ya contienen un componente irritativo, por lo que el resto de cosmético que utilicemos en nuestrs (productos)a rutina debe ser más suave.

SÉRUM

Debemos utilizar un antioxidante con principios activos que despigmenten, como los retinoides, el ácido azelaico, el ácido tranexámico, la niacinamida, la vitamina C o el ácido glicólico. En el envase especificará que es un sérum para tratar manchas.

En este caso, puede ser interesantes buscar un sérum y una crema de la misma línea despigmentante, ya que el fabricante habrá tenido en cuenta que se complementen y sus principios activos estén equilibrados para que no irriten en exceso.

Como vemos, hay que tener cuidado si utilizamos dos productos destinados a despigmentar; por ejemplo, un sérum y una crema, porque quizá su combinación puede ser demasiado fuerte la nuestra piel. Lo ideal sería no empezar a utilizarlos en el mismo momento, empezar por el sérum y una crema hidratante que se adapte a nuestro tipo de piel (seca, mixta, grasa, sensible). Cuando nuestra piel se haya adaptado al sérum y no la notemos irritada, podemos incorporar una crema que además lleve principios activos despigmentantes.

EXFOLIACIÓN

No es una piel que recomiende exfoliarse en exceso porque ya estamos usando principios activos que exfolian, pero puede ser recomendable una o dos veces al mes agregar un exfoliante despigmentante que ayude a nuestra rutina diaria. En estos casos, los más interesantes son los exfoliantes químicos que contengan activos despigmentantes. Su uso y su frecuencia dependerá de la sensibilidad de nuestra piel.

MASCARILLA

Como ya hemos comentad en otras rutinas, siempre será más efectivo un producto que usemos a diario y de forma constante que una mascarilla que apliquemos de forma puntual. No obstante, como en el caso de los exfoliantes, podemos añadir a nuestro cuidado un plus, en forma de mascarilla. Es aconsejable una con vitamina C, que da mucha luminosidad. El momento en el que vamos a percibir más su efectividad es cuando tengamos una cena o un evento, ya que nos aportan un aspecto más radiante.

Puntos negros o comedones abiertos, la limpieza más exhaustiva

Generados por una acumulación de grasa y de células muertas, suelen aparecer en el rostro, pero también pueden aparecer en otras zonas del cuerpo como, por ejemplo, en espalda o en brazos, aunque en menor medida.

Es fundamental tratarlos desde la prevención, evitando que se acumulen las células muertas y el exceso de sebo, por lo que es muy importante hacer una buena rutina de limpieza.

Muchas veces me encuentro en mi centro, Inout, con pacientes que quieren hacerse un tratamiento para eliminar puntos negros, pero no se preocupan por la prevención. En estos casos estamos condenados a tener que estar realizando estos tratamientos constantemente. Previendo su aparición nos ahorraremos tener que tratarlos, esto lo haremos evitando que se acumulen células muertas y sebo en nuestros poros.

A diferencia de los granitos inflamados, que nunca los deberíamos tocar, los puntos negros sí se pueden extraer, aunque siempre aconsejo que lo realice un especialista. Mi consejo, cuando te salga un granito inflamado, es que te laves muy bien la cara con clorhexidina, y después te apliques un hielo envuelto en una gasa muy limpia. Retíralo y vuelve a aplicarlo. Verás como el drama de la inflamación no es tal.

Rutina de día

LIMPIADOR

La limpieza es de los pasos más importantes en el caso de los, puntos negros para evitar que se acumulen en los poros células muertas y seb.

El limpiador debe contener principios activos que tenga la función de desincrustar, entrar en el poro y remover lo que hay dentro. Algunos muy efectivos son el ácido salicílico y los limpiadores de arcilla. Dado lo importante que es la limpieza en este tipo de problemas cutáneos, recuerda limpiarte muy bien también después de hacer deporte para evitar que se acumule sudor.

TÓNICO

Es uno de los casos en los que más recomiendo el uso de tónico,s. Además de en la limpieza, también es importante aplicar este principio activo (ácido salicílico) en productos que no vayamos a retirar después.

SÉRUM

Debemos buscar un antioxidante que ayude con los puntos negros, como la niacinamida, que controla la secreción sebácea. De esa manera ayuda a que no se obstruyan los poros.

CREMA

Es importante hidratar la piel para no resecar en exceso, lo que empeora los puntos negros. Apuesta siempre por cremas hidratantes *oil free* y no comedogénicas.

PROTECCIÓN SOLAR

Como en el caso de las cremas busca que sea *oil free*, no co-medogénica y apta para pieles acneicas. La protección solar es muy importante en este tipo de pieles, ya que el sol daña la síntesis de colágeno de nuestra piel. Si tenemos menos colágeno nuestros poros se agrandan y acumulan más suciedad.

Evita los autobronceadores porque pigmentan los poros muy dilatados y a las personas propensas a tener puntos negros se les van a ver más.

Rutina de noche

DOBLE LIMPIEZA

Limpia muy bien la piel y evita que se acumule suciedad y grasa. Para ello emplea un primer limpiador en base de aceite y uno segundo, el mismo que el de la mañana, con ácido salicílico para acabar de limpiar y de retirar bien toda la suciedad. No uses succionadores de poros o de puntos negros, tan de moda, porque irritan mucho la piel.

TÓNICO

Utiliza nuevamente el de la mañana, con ácido salicílico.

SÉRUM

En esta ocasión el antioxidante debe contener retinoides, porque ayudan a la secreción de sebo y evitan la formación de tapones en los poros.

CREMA

Apuesta por una hidratante que no sea oclusiva, *oil free* y no comedogénica.

EXFOLIACIÓN

Al aplicar ácido salicílico a través de varios productos de nuestra rutina es un paso que se debe evitar para no sobre-exfoliar la piel e irritarla.

MASCARILLA

Las *peel-off* específicas para puntos negros, muy conocidas, especialmente las tiras de nariz, lesionan la piel y no son realmente efectivas, por lo que te recomiendo que no las uses. Si te apetece, aplícate una mascarilla de arcilla, muy prácticas para desincrustar los poros y mantener la piel limpia.

**Piel con acné, ácido salicílico
en nuestro neceser diario**

Como en el caso de la rosácea, mi primera recomendación es ir al dermatólogo, ya que puede requerir tratamiento médico. No obstante, en casa también es importante que llevemos una buena rutina, que nos ayudará a tener el acné más controlado.

Rutina de día

LIMPIEZA
Debe ser un limpiador apto para pieles acneicas en formato espuma o gel y, sobre todo, seborregulador. Los principales principios activos seborreguladores son el ácido salicílico y la neoacidamida. El ácido salicílico, el más recomendado en estos casos, elimina toda la suciedad y ayuda a descongestionar los poros e imperfecciones.

TÓNICO
Es conveniente uno que también contenga ácido salicílico.

SÉRUM
Apuesta por un antioxidante que combine alfahidroxiácidos (como el ácido glicólico) y betahidroxiácidos (como el ácido salicílico). Un combo perfecto sería con niacinamida.

CREMA
La hidratante debe ser apta para pieles acneicas; es decir, no comedogénica y con una textura muy fluida. Si tenemos la piel muy grasa podemos saltarnos este paso y ponernos directamente la protección solar.

AHA

**Exfolia la parte superior
de la superficie de la piel**

Soluble en agua

**Ideal para una piel desigual,
líneas finas e hiperpigmentación**

**Propiedades antienvejecimiento
e hidratantes**

**AHA comunes: ácido láctico,
ácido glicólico, ácido mandélico**

BHA

**Exfolia debajo de la superficie
de la piel para destapar los poros**

Soluble en aceite

**Ideal para acné, poros dilatados,
puntos negros y puntos blancos**

**Propiedades antiinflamatorios
y antibacterianas**

BHA común: ácido salicílico

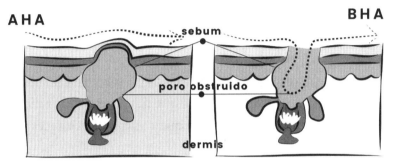

PROTECCIÓN SOLAR

Esta debe tener una base acuosa, ser de absorción inmediata y apta para pieles grasas, por lo que debe ser *oil free* y no comedogénica. Principios activos que puedan ayudar a los granitos son la niacinamida y el ácido salicílico.

Rutina de noche

DOBLE LIMPIEZA

No tengamos miedo a usar un aceite apto para pieles acneicas, ya que purifica la piel. Lo retiraremos después en una segunda limpieza con el mismo limpiador seborregulador suave que hayamos usado por la mañana.

TÓNICO
Como por la mañana, recomiendo uno con ácido salicílico.

SÉRUM
Principios activos que van bien a este tipo de pieles son ácido salicílico, arcilla de caolín, ácido azelaico, retinol, ácido glicólico, aceite de árbol de té y peróxido de benzoilo. Cuando tenemos granitos, una combinación que me gusta mucho es la que contiene ácido salicílico, que limpia en profundidad; niacinamida, antiinflamatoria que controla las rojeces y es seborreguladores, y retinol.

CREMA
Debe ser una muy ligera no comedogénica.

EXFOLIACIÓN
Las pieles acneicas tienden, a exfoliarse en exceso, por lo que podemos tener el efecto rebote y provocarnos, más granitos. Los principios activos recomendados en el sérum y la crema ya exfolian bastante. No obstante, si quieres exfoliarte, te recomiendo que lo hagas como máximo una vez cada quince días y con productos suaves.

MASCARILLA

Si el exfoliante tiene ácido salicílico, conviene combinarlo con una mascarilla de arcilla verde que debemos mantener el tiempo justo, no tenerla hasta que se seque del todo para no resecar en exceso la piel.

¿Y si tomo isotretioína?

La isotretioína, más conocida como Roacután, porque era el antiguo nombre comercial de este medicamento, es el principio por excelencia recomendado por los dermatólogos para personas que tienen mucho acné. Este potente fármaco actúa disminuyendo la secreción de sebo y afinando la capa más superficial de la piel, por lo que ésta se vuelve más sensible.

A pesar de sus beneficios indudables es un principio muy fuerte que suele producir efectos secundarios. Para contrarrestar esos efectos te recomiendo que sigas las siguientes indicaciones.

Cuando empieces a tomarla, como todavía tendrás mucho acné, puedes seguir usando los productos con los que te tratas habitualmente, pero en cuanto el medicamento empiece a hacer efecto adopta nuevas normas rápidamente.

Entre las nuevas pautas, para no ser tan agresivos con la piel y resecarla en exceso, empieza a utilizar un limpiador muy suave, como los recomendados para pieles sensibles,, porque la piel está muy delicada. Lo más importante es el uso mañana y noche de una buena crema hid,ratante que no tenga agentes irritantes, que sea muy suave.

La protección solar es fundamental durante todo el año ya que nuestra piel está más fina, sensibilizada y desprotegida frente al daño que nos pueda provocar el sol. Emplea protectores *oil free* y no comedogénicos.

Lleva siempre contigo un bálsamo de labios para ir renovándolo a lo largo de todo el día. Por la noche, emplea uno oclusivo, tipo vaselina, para que los mantenga bien hidratados. Uno de los efectos secundarios que más provoca este tratamiento es la sequedad de los labios, que se agrietan, sangran y molestan mucho.

Envejecimiento, *wellaging* frente a *antiaging*

Para las pieles envejecidas debemos recurrir a los famosos *antiaging*, una palabra que no me gusta nada, y es como se conoce a estos productos, pero que espero que desaparezca pronto. La palabra *antiaging* tiene una connotación muy negativa, hacia un paso inevitable del tiempo, ya que literalmente quiere decir «antiedad», como si no pudiéramos envejecer.

Yo apuesto por la palabra *wellagig* («el buen envejecimiento»). El envejecimiento es un proceso natural y no hay que obsesionarse con él. Simplemente vamos a evitar el envejecimiento prematuro y mantener la piel lo mejor posible pero no desde el concepto de *antiaging* (contra el paso del tiempo). En este caso, al igual que los cuidados que podamos hacer en casa, es interesante combinar con tratamiento especializado en clínica como bótox, relleno y ácido hialurónico.

Rutina de día

LIMPIADOR

No hay limpiadores adaptados a pieles envejecidas pero, como estas suelen ser más secas, ya que han perdido elasticidad, recomiendo productos suaves e hidratantes, pues vamos a utilizar principios activos más fuertes en el sérum y cremas.

TÓNICO

Es evitable, pero si se quiere usar, aconsejo uno que no sea con base alcohólica y que sea hidratante y calmante.

SÉRUM

En este tipo de pieles el antioxidante ideal es el que contiene vitamina C, ya que estimula la síntesis de colágeno y elastina, ayuda a evitar la flacidez y reducir las man,chas. Un combo estupendo sería añadiéndole vitamina E y ácido celúrico, que también ayudan contra las, manchas.

CREMA

Debe ser una crema muy nutritiva, más densa que una hidratante normal y con más cantidad de aceites, ya que suelen ser pieles secas. Si, por el contrario, tu piel es madura pero mixta o grasa, será preferible una crema más ligera con ácido glicólico, que sintetiza el colágeno.

PROTECCIÓN SOLAR
Es lo más importante en una piel madura, el tratamiento más potente y efectivo, por lo que debe usarse todos los días de año. Apuesto por productos solares con principios activos para prevenir el envejeci,miento, como ácido glicólico o retinoides, y que sean de FPS 50+.

Rutina de noche

DOBLE LIMPIEZA
Debe empezar con un aceite más nutritivo que aporte lípidos y un segundo limpiador suave.

TÓNICO
Como en la rutina de mañana, es un paso prescindible.

SÉRUM
Los principios activos que debemos buscar son retinoides, el mejor ingrediente, ya que renueve las células de la piel y minimiza la apariencia de las manchas, y alfahidroxiácidos, como el ácido glicólico, que estimula la formación de colágeno. La textura, por su parte, también ayuda a prevenir y tratar las líneas de expresión y las arrugas. Recuerda ir añadiendo el retinoide poco a poco (ver cómo aplicarlo en pág. 162) y esperar a que la piel se haya acostumbrado antes de añadir una crema densa, rica e hidratante.

EXFOLIANTE

Nuestra piel se regenera cada veintiocho días. Sin embargo, una piel madura tarda más, por lo que aconsejo utilizar un exfoliante que contenga vitamina C, que ayuda a la síntesis del colágeno y aporta luminosidad, y ácido glicólico. Lo aplicaremos no más de una vez a la semana, y solo si lo consideramos necesario, ya que, como vamos a utilizar ácido glicólico y retinoide en los productos de la rutina diaria, ya estamos exfoliando.

MASCARILLA

Es innecesaria porque lo importante es la constancia y el tratamiento diario. No obstante, si notamos la piel más opaca, podemos usar uno con vitamina C y en velo, oclusiva, que también contenga principios activos hidratantes y emolientes.

Marcas o cicatrices. Niacinamida y ácido azelaico, buenos compañeros

Cuando hay marcas o cicatrices es también muy importante que sepamos diferenciar sus tipos, ya que las trataremos de una manera u otra. Aunque si las tenéis, vuestra rutina diaria la realizaréis también en función de vuestro tipo de piel, os quiero hacer aquí unas recomendaciones a tener en cuenta en vuestro día a día.

Como estáis viendo a lo largo del libro, la base para encontrar una rutina efectiva es saber debemos tratar. Podemos ver algunos productos destinados a tratar marcas, pero será muy diferente si nuestras marcas son pigmentadas o bien hundidas.

En este caso, como en el de las manchas, es interesante combinar el cuidado en casa con un tratamiento especializado. Podemos encontrarnos marcas pigmentadas, rojizas o marrones o hundidas.

La marca roja se distingue fácilmente porque es la que suele quedar después de los granitos, cuando la piel se está recuperando de la inflamación que ha provocado. Se ve roja porque la zona está vascularizada.

Con el tiempo, aunque no hiciéramos nada con este tipo de marcas, mejoran su aspecto, pero podemos tratarnos para que la evolución sea más rápida. Para ello, nos ayudarán principios activos como la niacinamida, por sus propiedades antiinflamatorias y para disminuir rojeces, y el ácido azelaico, porque es despigmentante, antiinflamatorio y ayuda también con las rojeces. Ambos son seborreguladores por lo que, además, van a prevenir la aparición de imperfecciones. Los encontraremos en sérum y cremas para aplicarlos mañana y noche.

Las marcas que son de color oscuro, norm. Loente amarronadas, es necesario despigmentarlas para eliminar esos pigmentos que han quedado en nuestra piel, po lo que debemos usar principios activos como los que hemos visto para las manchas: hidroquinona (que siempre se debe usar bajo prescripción médica), ácido azelaico, niacinamida, vitamina C, ácido glicólico, ácido kójico, arbutina y retinoides. Para las cicatrices hundidas lo más interesante son los retinoides, que estimulan la síntesis de colágeno y rellena las cicatrices hundidas. Si las que tenemos son marrones y hundidas, apuesta por los retinoides.

En nuestra rutina de marcas la mayoría de los principios activos, que hemos visto los utilizaremos por la noche. Por la mañana podemos usar vitamina C, un gran antioxidante. El resto de productos que utilicemos en nuestra rutina diaria los vamos a adaptar al tipo de piel que tengamos. El tipo de piel suele determinar el limpiador y las cremas y las necesidades definen el tratamiento en sí, que es el sérum. No os olvidéis de hidratar la piel, ya que muchos de los productos que vamos a utilizar pueden resecar la piel, y de utilizar limpiadores suaves.

Recordad que los productos que vayamos a emplear para el tratamiento de las marcas ya tienen un componente irritante, por lo que debemos compensar con productos suaves el resto de la rutina.

Muy importante también es que tengáis en cuenta la protección solar diaria de amplio espectro, ya que la exposición solar puede mancharnos más la piel.

Un consejo: tratad las marcas una vez tengáis controlados los brotes de acné. Si nos centramos en tratar las marcas, pero aún seguimos teniendo problemas de granitos, éstos pueden seguir dejándonos manchas. En estos casos primero debemos centrarnos en controlar el acné y después en aplicar un tratamiento para las marcas.

Contorno de ojos, ¿bolsas?, ¿ojeras?
Descubre tu producto

Antes de finalizar quiero hacer una parada para atender el contorno de ojos, cuya piel, como ya hemos visto, es de las más sensibles del cuerpo.

El contorno de ojos debe aplicarse como norma general antes de la crema, mañana y noche. Este deberá contener los principios activos que más convienen en función de lo que busquemos tratar, en este caso nuestro tipo de piel no nos va a aportar mucha información sobre el producto adecuado para el contorno.

Recordemos que los productos de tratamiento de contorno de ojos deben ser exclusivos porque están formulados para esa, zona. Suelen tener menos concentración de esos principios activos, ya que esa zona de la piel es cinco veces más fina que el resto del rostro y mucho más permeable.

Además de para tratar síntomas de la piel madura (líneas de expresión y flacidez), el contorno de ojos es la herramienta base para bolsas y ojeras. Si queremos tratar bolsas, es muy importante que sepamos identificar si nuestras bolsas son de grasa o de agua.

Las bolsas de grasa son aquellas que se mantiene igual durante todo el día, en estos casos la cosmética no puede hacer mucho, más que buscar contornos muy ligeros de base acuosa. Lo que mejor resultado da en estos casos es una cirugía para eliminar los cúmulos de grasa que provocan las bolsas, blefaroplastia.

Sin embargo, si son bolsas de líquido por retención (las puedes diferenciar porque, a diferencia que las bolsas de grasa, que se mantienen igual, las de líquido a veces se notan más, como por ejemplo recién despertados), podemos buscar productos o principios activos descongestivos y, sobre todo, drenantes. Uno de los más efectivos es el *eyeseryl*, con propiedades descongestivas y drenante, lo que ayuda a reducir las bolsas si son líquidas. Otros principios activos más descongestivos y calmantes que ayudan contra la inflamación de las ojeras son hamamelis y caléndula. Aplícalos con el dedo anular, para hacer menos fuerza y siempre hacia el lagrimal, a modo de masaje para favorecer el drenaje.

También resulta muy beneficioso aplicar frío local. Hay parches para los ojos y diferentes aparatos, como los rodillos de jade, que podemos guardar en el frigorífico y, aplicándolos fresquitos, nos ayudarán a desinflamar y drenar. No olvides descansar bien, consumir más agua y menos sal, que favorece la retención de líquidos.

Respecto a las ojeras, recordemos que están las marrones y las liláceas. Hago mucho hincapié en saber cómo son tus ojeras, porque como veréis a continuación, se tratan de forma diferente. En muchas ocasiones me preguntáis por un contorno para tratar las ojeras, primero hay que saber si la coloración es tirando a marrón o azulada/lilácea.

Las ojeras marrones, más oscuras por un exceso de melanina en la zona, y que suelen tener un origen genético, pueden ser tratadas con ingredientes despigmentantes como la vitamina C, que, además de despigmentante, aporta luminosidad. El tratamiento se puede completar con ácido kójico; arbutina, que previene la aparición de manchas, y retinoides, que minimiza las líneas de expresión y reduce la aparición de manchas.

Para las azuladas, más vasculares, busquemos principios activos que ayuden a la circulación de esa zona. Uno de los que más me gustan y son más efectivos y completos es la vitamina K, que refuerza la pared vascular de la zona y mejora la microcirculación sanguínea. También puede ir bien la cafeína, que ayuda a la microcirculación sanguínea.

Para las ojeras con líneas de expresión, es muy recomendable, además de retinoides, hidratantes, como el ácido hialurónico, y principios que ayuden con la formación de colágeno como algunos extractos vegetales, por ejemplo la centella asiática, calmante e hidratante.

Recuerda que...

❋ La esencia de nuestros productos estrella son los principios activos. Conociendo los que necesita nuestra piel, única, tendremos los ingredientes para nuestra fórmula mágica, única también.

❋ Todas tenemos afecciones en la piel que nos van a acompañar siempre y cuyos síntomas se acentuarán en algunos momentos, ya sea por agentes externos o internos. Esos agentes no siempre podremos evitarlos, pero lo que sí está en nuestras manos es aliviar esos síntomas, por un lado, y tomar distancia de ellos, sin dramatismos, por otro, sabiendo que son temporales.

❋ Debemos buscar productos con principios activos que vayan bien a nuestro tipo de piel (normal, grasa, seca, mixta y sensible) y nuestras necesidades concretas (piel sensible, con rosácea, manchas, cicatrices, puntos negros, acné, envejecimiento prematuro).

❋ Toda rutina debe incluir limpieza, crema y protección solar por la mañana y doble limpieza y crema por la noche. Los demás productos los iremos añadiendo en función de nuestras necesidades y tiempos.

Aquí tenéis una guía rápida de lo que hemos visto hasta ahora:

	MI TIPO DE PIEL ES...				
RUTINA DÍA (un solo producto)	SECA	NORMAL	MIXTA	GRASA	SENSIBLE
Leche de limpieza	☀				☀
Agua micelar		☀	☀	☀	
Bálsamo					
Aceite de limpieza					
Gel de limpieza		☀	☀	☀	
RUTINA NOCHE (combinar dos productos)					
Leche de limpieza	☾				☾
Agua micelar		☾	☾	☾	
Bálsamo	☾	☾	☾	☾	☾

Aceite de limpieza	☾	☾	☾	☾	☾
Gel de limpieza	☾	☾	☾	☾	☾
Espuma de limpieza			☾	☾	☾

IMPRESCINDIBLES
NECESER DE VIAJE

Protector Solar

Limpiador

Hidratante facial

Sérum Antioxidante

Bálsamo Labial

Hidratante corporal

5.
Tú eres lo más
Nos vamos de compras

No te preguntes qué necesita el mundo,
pregúntate qué te hace vivir. Y luego ve y
haz eso. Porque lo que el mundo necesita son
personas que hayan cobrado vida.

HOWARD THURMAN

Como decía al principio de este libro, no se trata de buscar la perfección, un objetivo tan imposible como frustrante, sino de apostar por una belleza inteligente, esa que implica atenderse y mimarse, cuidarse por dentro y por fuera. No se trata de dejarse llevar por los cánones sociales, sino de apostar por una misma. Cuando decides que ya es hora de ser tú misma y no lo que dicen que tienes que ser o hacer, cuando tú decides cambiar, todo cambia a tu alrededor. Cuídate porque quieres hacerlo, no porque la sociedad y la publicidad lo digan.

La belleza no es perfección. Es salud, es cuidado, y eso es a lo que te invito, a conocerte y cuidarte. Como hemos ido viendo a lo largo de estas páginas, conociéndote podrás comprar los productos que mejor te van.

Saber perfectamente las fórmulas que cubren tus necesidades y cómo aplicarlas te dará muchas satisfacciones, te hará sentirte bien, te simplificará la vida porque no tendrás mil y un productos y aparatos, te ahorrará tiempo y tratamientos y dinero también. No me escucharás recomendar ningún producto de más de cien euros porque creo que no son necesarios.

Lo único necesario es saber cómo es tu piel y qué necesidades tiene. Pensemos en las rutinas con un objetivo, tengamos claro antes de ir a comprar qué queremos comprar.

> *Tú eres lo que vale, no los productos carísimos. Por encima de todo invierte en ti y en tu bienestar.*

Ahora que sabemos cómo escucharnos y atendernos, tengamos presente la importancia de saber comprar correctamente aquello que necesitamos. A la hora de buscar productos para tu piel, la primera regla es que taches de tu lista los mil remedios caseros que hay en Internet. Nunca utilices ningún método casero para tu piel. Por un lado, nuestra casa, nuestra mesa y nuestro cuchillo no son estériles, y no los podemos manipular para hacernos nuestras propias cremas. Por otro lado, la comida es para comerla y no para ponérsela en la cara. Por ejemplo, sabemos que la vitamina C tiene beneficios, pero no aplicándola directamente, ya que sería muy irritante, sino como principio activo dentro la formulación de una crema.

Todo producto que empleemos en nuestra piel debe haber pasado un estricto control de calidad. Conscientes de esto, ¿cuál comprar?

Por lo general, cuando decidimos adquirir cosméticos para nuestro cuidado, nos aturdimos con tantos productos, anuncios, consejos de *influencers*, amigos y amigas, envases bonitos y llamativos e interesantes descuentos. Antiguamente, había poco donde escoger y costaba encontrar productos según nuestras necesidades; hoy, ocurre lo contrario, hay tanta abundancia de productos que nos resulta abrumadora y no sabemos qué comprar.

Este es uno de los problemas que más me hacéis llegar, veis mis recomendaciones en Instagram, pero a la hora de ir a comprar productos hay muchos. Los envases, además, a veces no se entienden bien y en muchas ocasiones las dependientas de las tiendas no os saben aconsejar.

Cuando vayas a comprar mi consejo es que lleves a mano un listado de lo que necesitas. Igual que se recomienda que no vayas al súper con hambre, te sugiero que no compres productos cosméticos sin una guía, porque te dejarás llevar por el envase, la publicidad o el dependiente o dependienta, que no conoce tu piel. No te dejes llevar por las cosas que están de moda, eso déjalo para tu armario; para tu rutina de belleza sé fiel a tus necesidades. Eso es lo que te va a sentar verdaderamente bien.

> *Las cosas que están de moda son para tu armario, no para tu rutina de belleza.*

Mi recomendación es que hagas previamente un esquema con tu piel. Recuerda la base de la pirámide: tu tipo de piel, si es seca, mixta, normal, grasa o sensible; tus necesidades, si quieres tratar manchas, envejecimiento, acné, rojeces, deshidratación, etc., y los principios activos que deben tener los productos que adquieras, que hemos visto en el capítulo anterior.

Recuerda pensar la rutina como un todo, no por productos sueltos, no existe una crema milagrosa, existe una buena rutina completa. Busca el equilibrio entre los productos y fíjate en que cubran todas las necesidades de tu piel.

Si vas a comenzar a cuidar tu piel ahora, en estos casos recuerda que el cuidado básico es limpiador, crema y protector solar. Después de tener esta rutina básica puedes ampliar tu cuidado si quieres tratar problemáticas concretas con sérum, exfoliante, mascarilla y tónico.

No te dejes llevar por la impaciencia de pensar que con más productos notarás los resultados antes. Recuerda que no hay productos milagrosos cuyos resultados sean visibles desde el primer día sino al mes, que es lo que la piel tarda en regenerarse, y que el ingrediente principal es la constancia.

Seamos realistas, comencemos con esta rutina que podemos instaurar en nuestro día a día y después ya iremos añadiendo otros productos. Además, cuantos más productos, menos podrás saber cuáles no te van bien.

Lo más importante a la hora de decidirse por un producto es mirar sus principios activos. La propuesta que se hace en el envase y que indica para qué tipo de piel se recomienda nos ayudará a filtrar y evitar mirarnos las etiquetas de tantísimos productos como hay. Sobre esa selección, miraremos qué principios activos tienen para elegir el más adecuado para nosotros.

Elijamos observando nuestra rutina como un todo. Como hemos visto en el capítulo de los principios activos, si nos conviene usar un sérum o una crema con algún principio activo más fuerte, apostemos por un limpiador muy suave para compensar y mantener nuestra barrera de protección en óptimas condiciones.

Hay muchas personas que tienden a comprar *packs* con una rutina completa que incluyen limpiadores, tónicos, sérum y cremas, pero no los recomiendo. Tienen una ventaja y es que si no sabes qué productos son mejores para ti, se supone que el fabricante ya ha valorado la búsqueda de ese equilibrio; sin embargo, su parte negativa es que es muy difícil que haya una línea entera que atienda exactamente a tu tipo de piel y tus necesidades. Una vez leí una frase que me quedó marcada: existen tantos tipos de piel como personas hay en el mundo. Por eso, tienes que conocer mucho tu piel y sólo tú puedes hacerlo, estás dispuesta y ya tienes las herramientas necesarias para hacerlo y saber tu fórmula perfecta.

> *Hay tantos tipos de piel como personas hay en el mundo
> y solo tú puedes conocer la tuya a cada momento.*

Como os avanzaba, para dar con un buen producto no es necesario gastar muchísimo dinero, un producto excesivamente caro no tiene mucho sentido. Lo importante es conocer nuestro tipo de piel y necesidades. No te dejes llevar ni por precios altos ni por descuentos ni por esa marca que tanto anuncian.

¿Cómo leer las etiquetas?

El envase del producto es para mí muy importante para un correcto cuidado de la piel. Los envases deben garantizar la integridad del producto, la estabilidad de la fórmula para evitar la oxidación, la destrucción de los principios activos, la pérdida de producto o el crecimiento de bacterias. Además, también poseen una función informativa.

Hay tres categorías de envases: el primario o principal, es el que está en contacto con la crema y puede ser a modo de tubo, frasco...; el secundario, que sería la caja, aunque no todos los llevan, y el terciario, que serían las cajas grandes donde vienen varios productos.

En los envases, además de la función, los principios activos o la forma de aplicarlo, está también el INCI (siglas de *International Nomenclature Cosmetic Ingredient*, en castellano Nomenclatura internacional de ingredientes de cosméticos).

Este código que indica los ingredientes de un cosmético, al ser internacional, viene en inglés y latín y descifrarlo resulta muy difícil. Si tienes curiosidad, hay aplicaciones y páginas web que traducen cada componente. Pero, siendo realistas, cuando vamos a comprar no tenemos tiempo de ponernos a traducir cada una de esas palabras. Sí te voy a contar algo que te puede ayudar a leerlo. Los ingredientes del INCI figuran de mayor a menor cantidad, según la cantidad de producto, pero solo hasta el 1 %. Todo lo que vaya en menor cantidad del 1 % no está obligado por ley a ponerlo por orden. Es decir, aquellos que aparezcan en los primeros lugares serán los ingredientes que tenga el producto en mayor proporción y de los que estén más abajo habrá una pequeña cantidad en la fórmula. Esta información te puede valer para mirar si, por ejemplo, el reclamo de un producto es vitamina C, y ver en qué posición está este principio activo porque quizá tiene muy poco.

Lo importante es fijarnos en los principios activos, que sí se destacan en algún lugar del envase (suelen destacar los más importantes), para ver si el producto cumple con tus necesidades. Aunque no es obligatorio poner el tanto por ciento para proteger su fórmula, nos sirven como guía para valorar si ese producto es lo que estamos buscando. Observemos también el modo de aplicación y las precauciones.

Prueba los productos antes de comprarlos, para ver si la textura te gusta. Recordemos que en las cremas escogeremos las texturas de más a menos densas según el tipo de piel que tengamos. Si tienes la piel sensible, es especialmente interesante que intentes probar siempre antes cualquier producto. Y lo más importante: ten paciencia, recuerda que no existen los productos milagro, los cosméticos necesitan tiempo y constancia para empezar a ver resultados. Huye de los reclamos de piel perfecta.

Fundamental también es fijarse en la caducidad, que suele venir indicada con mes y año o un «utilícese preferentemente antes de». La caducidad figura junto al dibujo de un tarro cerrado. Verás otro dibujo, un tarro abierto, que es el símbolo PAO e indica cuánto tiempo se mantienen las propiedades de ese producto desde que se expone al oxígeno (una vez abierta) por primera vez.

Es muy importante no solo fijarnos en la caducidad sino también en el símbolo PAO. Para evitar acumular productos caducados o cuyas propiedades ya no cubren nuestras necesidades, mi consejo es apuntar en el mismo envase cuándo lo abrimos y hacer una revisión anual. Esta puede ser, por ejemplo, en verano o en cualquier cambio de estación que

decidamos. Nos servirá como guía para revisar los productos que tenemos. En el envase también figura la función del producto, el modo de aplicación y las precauciones.

En el caso de los envases pequeños y sin caja, no cabe toda la información pero siempre debe incluir por ley: denominación del producto, nombre o razón social y dirección o domicilio social del fabricante, o en el caso de los cosméticos importados los datos del responsable dentro del territorio comunitario; el contenido nominal indicado en peso o volumen, la fecha de caducidad o el PAO (si la vida mínima del producto excede los treinta meses no es obligatoria la fecha de caducidad pero sí el PAO), las precauciones de empleo,

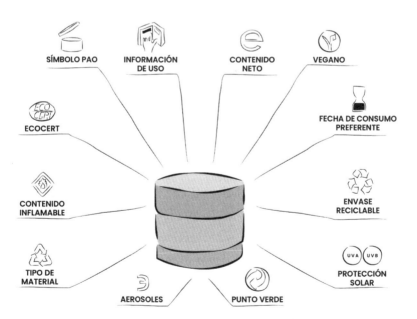

LEYENDA SÍMBOLOS **PRODUCTOS COSMÉTICOS**

| Contenido nominal | Fecha de duración mínima | PAO | Número de lote de fabricación | Punto verde |

| Anillo Möbius | Tidyman | Plásticos | SPF | UVA |

el lote, el país de origen, la función del producto y la lista de ingredientes.

¿Cuál es el mejor envase?

El sistema del envase es también muy importante. Existen varios en el mercado. A mí, el que más me gusta, es el formato *airless*, puesto que es el más higiénico y seguro y el que mejor mantiene los productos, ya que previene la entrada de aire. En ningún momento manipulas tú el producto, no entra en contacto con el aire ni con las manos. Funciona a modo de bombeo y, a medida que lo vas usando, el producto va subiendo. Al ser más hermético y proteger más el producto hace que tenga que llevar menos conservantes y alarga la vida de los cosméticos, que se conservan mucho mejor. Si una crema es muy untuosa y no puede funcionar con el

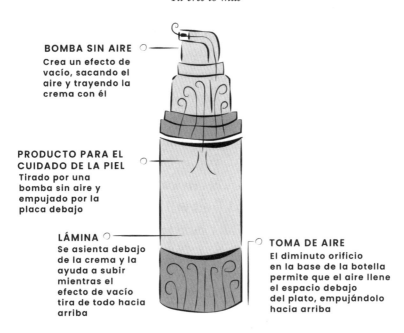

BOMBA SIN AIRE
Crea un efecto de vacío, sacando el aire y trayendo la crema con él

PRODUCTO PARA EL CUIDADO DE LA PIEL
Tirado por una bomba sin aire y empujado por la placa debajo

LÁMINA
Se asienta debajo de la crema y la ayuda a subir mientras el efecto de vacío tira de todo hacia arriba

TOMA DE AIRE
El diminuto orificio en la base de la botella permite que el aire llene el espacio debajo del plato, empujándolo hacia arriba

sistema *airless*, la opción ideal sería, entonces, el envase en forma de tubo.

Por el contrario, el que menos me gusta es el más vendido en España, el tradicional tarro de cristal. Estos envases son más económicos, lo que permite al fabricante invertir más en el *packaging*. Sin duda, son formatos más bonitos, pero los productos son los más expuestos a los factores ambientales, a nuestras manos y a nuestras uñas. Algunos vienen con espátula, pero esta también se contamina porque con ella te tocas la cara o las manos o la superficie donde la guardas. Escoge el envase porque sea el más adecuado, no porque vaya a quedar muy bonito en tu baño.

Quiero incidir también en una mala costumbre muy extendida. ¿No te ha pasado que alguna amiga o familiar te ha visto echándote el producto y te ha pedido permiso para probarlo? Seguro que sí, ¿y cómo lo ha hecho? Metiendo su dedo. En caso de que tengamos este tipo de tarros, seamos egoístas, nuestro producto es solo nuestro, que solo entre en contacto con nosotros.

Como con la espátula, ocurre con las pipetas, muy comunes en el sérum. Se hace un mal uso de ellas porque solemos aplicar el producto tocando las manos o el rostro con la pipeta.

Consejos para una correcta higiene

- Nos preocupamos mucho de tener una buena rutina para nuestra piel, pero muchas veces no caemos en la cuenta de hábitos que nos están dañando la piel, como ese compartir nuestro tarro de cosmético.
- En higiene, otros errores que cometemos habitualmente es no lavarnos muy bien las manos antes de tocar nuestro rostro o llevar las uñas largas, caldo de cultivo de suciedad.
- También acumulan muchísima suciedad el teclado del ordenador, la *tablet* y, sobre todo, el móvil. Lo llevamos a todos los lados y apoyamos en cualquier sitio y luego nos lo llevamos a la cara. Recomiendo limpiarlo habitualmente con unas toallitas que venden específicas para ello.

- En pieles normales, recomiendo cambiar los almohadones una vez a la semana para prevenir la acumulación de ácaros. En el caso de pieles grasas o con muchas imperfecciones, recomiendo hacerlo tres veces a la semana. Las fundas de seda y las hipoalergénicas son fantásticas porque no acumulan tanta suciedad, aunque todavía son muy caras. También hay productos naturales hechos a base de aceites esenciales que se pueden usar para rociar las sábanas y, además de prevenir la proliferación de ácaros, dan buen olor.

- Recuerda no irte nunca a dormir con los productos de la rutina de noche recién puestos, ya que los vas a dejar en la almohada en cuanto te muevas. Espera una media hora entre el tratamiento e irte a la cama para permitir que se absorban bien.

- No pongas suavizante en aquello que está en contacto con nuestra piel, en sábanas y toallas, ya que, por su composición, puede resultar irritante.

- No acumules productos y los recuperes después de tiempo abiertos. Además de haber perdido la función de sus principios activos, son un caldo de bacterias. Para evitarlo, compra poco a poco según tus necesidades, sin dejarte llevar por el *marketing*, apunta siempre la fecha de apertura de los envases y revísalos una vez al año. Si hay algún exfoliante o crema que quieras desechar, puedes utilizarlo en codos, talones y rodillas para no tirarlo.

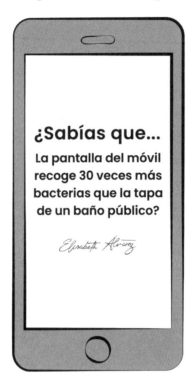

Recuerda que...

La belleza no es perfección. Es salud, es cuidado. No gastes un dineral en cosméticos, no lo necesitas. Lo único necesario es escucharte, escuchar lo que tu piel te pide y atenderla.

No sigas los consejos caseros que circulan por Internet e invitan a crearte tus propias rutinas en el rostro con algunos alimentos. Todos los productos que uses en tu piel deben haber pasado un estricto control de calidad.

Antes de adquirir cosméticos, hazte un esquema con tu tipo de piel y necesidades y los principios activos que necesitas. Tenlo a mano a la hora de comprar para no caer en adquirir productos que te conquisten por el marketing, pero no te van a ayudar.

Lee bien las etiquetas de los productos antes de comprarlos.

Siempre que puedas, compra tus cosméticos en envases *airless*, la opción más higiénica y segura para nuestra piel y para el mantenimiento del producto.

Tan importante como los productos cosméticos que utilicemos en nuestro día a día es atender nuestros hábitos de higiene, entre ellos, evita las uñas largas, limpia habitualmente el móvil, cambia a menudo los almohadones y no utilices suavizante en sábanas ni toallas.

Ten siempre presentes los diez mandamientos para tu piel con los que abro el libro.

6.

Tú y tu momento
Una atención para cada etapa vital

*Te has estado criticando durante años
y no ha funcionado. Intenta aceptarte
y observa qué ocurre.*

LOUISE L. HAY

En los momentos en que estoy escribiendo estas páginas estoy disfrutando de una etapa de mi vida tan loca… sintiéndome cada vez más segura, más madre, más mujer, más sexy, más responsable, más trabajadora. Todo es posible. Lo más difícil es encontrar un equilibrio con todas las facetas de mi vida, sobre todo como madre, pero no me juzgo y cada vez me valoro más. Estoy empezando a sentirme a gusto conmigo misma.

He aprendido a aceptarme y, cuando lo he hecho, se han abierto maravillosas puertas ante mí. Como os comentaba en el prólogo, durante mi adolescencia, me metí en un pozo negro, en un círculo vicioso en el que una piel estropeada me llevaba a un profundo desánimo y éste, a su vez, se notaba en mi piel. Con los años, he podido experimentar, como dice Louise L. Hay, que de nada sirve criticarte y convertirte en tu peor enemiga. He aprendido a quererme, a valorarme, a aceptar mis imperfecciones y también mis dones, que también nos cuesta aceptar. A veces tenemos miedo a brillar. A lo largo de nuestra vida tenemos muchas etapas, con momentos dulces y amargos, con estados que nos gustaría retener para siempre y otros no volver a vivir, pero la vida es eso, un ir y venir, un transitar, un regalo y un aprendizaje.

Con cada etapa vital nuestra piel cambia también, aprendamos a asumir cada momento, escuchándola y cubriendo las necesidades que tiene, aceptando lo que nos trae y sin dramas, conscientes de que es una etapa más de esta vida que tenemos la suerte de poder vivir.

Voy a ser mamá. ¿Cómo me cuido?

El embarazo es una de las épocas que más preocupa a las mujeres y que más dudas genera. Nos preguntamos sobre la comida, el ejercicio, la bebida, la cosmética o los principios activos, sobre lo que podemos o no consumir.

La pregunta que más veces me hacen en este caso es «qué no se puede hacer». Podemos estar tranquilas porque la mayoría de los cosméticos que utilizamos los podemos seguir utilizando. Hay tres excepciones que no se pueden utilizar durante el embarazo:

- Retinoides derivados de vitamina A porque, aunque no hay estudios suficientes, se apunta a que pueden causar malformaciones en el feto, por lo que a modo preventivo se desaconseja.

- Ácido salicílico, porque es hidrosoluble y tiene más capacidad de penetración en nuestro organismo, por lo que en el embarazo no es aconsejable. En zonas muy pequeñitas, por ejemplo, puntualmente en algunos granitos, se podría poner alguna crema que lo contenga, pero, ante la duda de saber si es poco o no, mi consejo es no usarlo.

- Hidroquinona, que es despigmentante, porque algunos estudios que se han hecho en animales han mostrado efectos adversos.

Además de estos tres principios activos a evitar, debemos tener cuidado por lo general con las formulaciones más irritantes ya que, por las hormonas, solemos tener la piel más sensible de lo habitual.

El acné es uno de los problemas cutáneos más habituales en el embarazo a causa de la revolución hormonal que tenemos. El principio activo que se recomienda contra el acné es el ácido salicílico, pero en esta etapa y durante la lactancia lo evitaremos y lo sustituiremos por ácido glicólico, ácido azelaico o niacinamida en productos no comedogénicos y *oil free*. Si tenemos manchas, otra afección muy común, en vez de hidroquinona, emplearemos ácido azelaico —despigmentante—, niacinamida o vitamina C. No olvides usar protector solar mineral, ya que tenemos la piel más sensible. Especialmente en esta etapa de la vida los niveles de hormonas pueden causar manchas o empeorarlas. El melasma es muy habitual, protégete bien.

Si quieres usar sérum, apuesta por antioxidantes con vitamina C y E y niacinamida.

Respecto al cuerpo, el problema más habitual son las estrías, cicatrices que se generan por el estiramiento excesivo de la piel y suelen aparecer en esta época o por una subida o bajada de peso o por el estirón en la pubertad. La piel se desgarra y se rellena de un tejido cicatrizante que al inicio es rojo o rosado y después es blanco.

Cuando las estrías son rojas es el mejor momento para tratarlas. Las blancas son permanentes y es mucho más difícil que respondan bien a un tratamiento tópico. Aunque podemos atenuarlas, los resultados no son muy efectivos. Incluso los tratamientos médicos como láser, radiofrecuencia y *microneedling*, que son los más habituales, aunque mejoran su apariencia, muchas veces no logran eliminarlas del todo.

Las estrías son de complicada prevención ya que en su aparición hay un alto componente genético. La clave es cuidarnos con mucha hidratación y, si salen, tratarlas lo antes posible. Para ello, vamos a buscar principios activos que estimulen la producción de colágeno, como la centella asiática, que también es calmante; el ácido hiaulurónico, para que aporte hidratación y elasticidad y así prevenir la aparición de nuevas estrías.

También es aconsejable realizar un masaje mientras aplicamos estos productos para activar la circulación sanguínea de la zona. Como siempre, te recuerdo que no olvides ser muy meticulosa aplicándote protección solar. Ahora se ha puesto muy de moda llevar las tripitas al aire y, a mayor exposición solar, mayor riesgo.

Si ya te han salido y quieres mejorarlas, el ácido glicólico, que sintetiza la formación de colágeno, y el ácido retinoico, que también estimula la síntesis de colágeno. Si tenemos duda sobre los productos a usar, siempre recomiendo consultar a nuestro ginecólogo para minimizar riesgos y evitar que pueda darnos una pequeña reacción alérgica.

Una edad, unas necesidades

La piel de los niños la conocemos como eudérmica, se trata de una piel en buen estado, en equilibrio. Con el paso de los años, sin embargo, vamos sufriendo cambios internos, sobre todo hormonales, y externos, a lo que nos exponemos diariamente, y nuestra piel va cambiando. Por eso es importante aprender a conocerla, entenderla y darle lo que necesita a cada momento. Una piel de veinte años no va a tener las mismas necesidades que una de cincuenta. Aunque la evolución de nuestra piel a lo largo de los años depende de muchos factores, esta pequeña guía nos puede orientar si no sabemos por dónde empezar.

La pregunta
¿Desde qué edad tengo que cuidarme?

Es una pregunta que me hacen habitualmente y la respuesta es clara: la piel tenemos que empezar a cuidarla desde que nacemos.

- **Niños.** En los más pequeños, el principal cuidado es la protección. Debemos llevarlos siempre con un buen protector y prendas que les resguarden del sol. En esta etapa creo que también es básico empezar a inculcarles el valor de cuidarse y de respetar a los demás por su piel, por su físico o por su forma de ser. Si desde pequeñitos les explicamos que todos somos iguales y todos somos distintos, evitaremos las burlas, especialmente durante la adolescencia, cuando se tienen problemas dermatológicos o cualquier otra diferencia.

> *Desde pequeños, debemos inculcarles el valor de cuidarse y de respetar a los demás.*

- **Adolescentes:** siempre y cuando no tengan patologías, como acné (si es así, en pág. 171 se puede ver el tratamiento más adecuado), los tres pasos a seguir en la rutina diaria en esta etapa son la limpieza, la hidratación y la protección solar. La limpieza debe ser mañana y noche con un limpiador suave o neutro (si tiene la piel más grasa, recomiendo ácido glicólico o salicílico, que ayuda a sebo regular). A la hora de elegir una hidratante recomiendo una crema, crema-gel o gel, en función de una piel más seca o grasa. Respecto a la protección solar, se debe elegir también según nuestro tipo de piel. En esta época vital no es necesario exfoliar ni tampoco lo es el sérum, que suele estar indicado para tratamientos específicos.

- **De los veinte a los treinta años:** sigue siendo una piel muy joven por lo que, si no tiene patologías, recomiendo el mismo tratamiento que en los adolescentes: limpieza, hidratación y protección solar todos los días del año para evitar futuras manchas. A mitad de esta etapa, a partir de los veinticinco años, hay personas que ya tienen líneas de expresión más marcadas. Les puede ser beneficioso empezar a utilizar tratamientos con sérum antioxidantes como vitamina C, que también combate los signos del envejecimiento prematuro. Será suficiente con aplicarlo solo una vez al día.

- **De los treinta a los cuarenta años:** en esta década empiezan a notarse más los cambios, la humedad que da la elasticidad empieza a reducirse y se notan más las líneas de expresión, ya que la función barrera se empieza a debilitar. En esta etapa podemos añadir, a los pasos de la rutina básica, tratamientos por la noche según las necesidades de nuestra piel, como manchas o líneas de expresión, bolsas u ojeras. También pueden empezar a ser interesantes las exfoliaciones según las necesidades.

- **De los cuarenta a los cincuenta años:** la piel es cada vez más fina, hay más deshidratación y menos elasticidad y los signos de la edad son más evidentes. En esta etapa ya no solo bastará con los cuidados básicos, ahora es más importante añadir cosméticos antiedad con principios activos como retinoides o ácido glicólico. Es muy probable que debamos empezar a utilizar cremas para pieles maduras, más untuosas.

* **A partir de los cincuenta:** en la segunda mitad de la vida, nuestra piel suele estar con menos elasticidad, más sequedad, arrugas y manchas. Como comentaba en el capítulo 4, donde se pueden ver desarrolladas las formulaciones recomendadas para este estado de piel, demos la bienvenida a esta etapa, el envejecimiento, como un proceso natural con el que no hay que obsesionarse, sino, simplemente, mantener la piel lo mejor posible y hacerlo desde la idea de *wellaging* (buen envejecimiento) y no desde el concepto de *antiaging* (contra el paso del tiempo).

Recordad que la piel no es una ciencia exacta, esto es una guía que puede servirnos de ayuda, pero cada piel es diferente. Seguro que todas conocemos personas con la misma edad en la que una presenta arrugas de expresión y otra nada. En muchas ocasiones recibo mensajes en los que me exponéis: «Tengo x años, ¿qué rutina me aconsejas?». Está bien saber la edad para hacerme una idea general, pero como os he ido repitiendo a lo largo de este libro, cuanta más información recopilemos más fácil será dar con una rutina que se adapte a nuestras necesidades. Algo mucho más específico sería: «Tengo x años, mi piel es seca, me gustaría tratar algunas manchas y arrugas de expresión. En cuanto a mis ojeras, se ven oscuras de un tono amarronado».

La piel del hombre. Hablemos de sexos

¿Por qué mujeres y hombres deben usar productos distintos? No hay razón, en realidad una crema no sabe si va a una piel masculina o femenina. Por lo general, si las analizamos, la gran diferencia entre unas y otras es la estética de su envase, con colores más claros u oscuros.

La piel del hombre sí suele ser más resistente y firme, con mayor tonicidad, por lo que las arrugas aparecen más tarde, aunque cuando aparecen son más profundas. Pero para la rutina diaria lo importante, una vez más, es el tipo de piel y sus necesidades.

El principal cuidado que debe tener el hombre es por el afeitado. Se trata de una agresión directa a la piel cada día, lo que provoca irritación, enrojecimiento y deshidratación. Para evitarlo, es aconsejable una rutina adecuada con limpiadores muy suaves y, antes del afeitado, lubricantes o productos especiales para reblandecer el pelo y que la cuchilla se deslice bien sobre la piel sin lesionarla. Tras el afeitado, se debe aplicar un producto que hidrate, calme y repare. Los principios activos más adecuados y reparadores son glicerina y alantoína.

Mis consejos para el cuidado de la piel del hombre son:

- Evita irritar la piel por el afeitado, limpia siempre antes tu rostro. Es recomendable hacerlo después de la ducha.
- Utiliza espumas de afeitar e hidrata bien la piel, de esa manera el pelo estará más reblandecido y evitaremos irritaciones.
- Mantén tus cuchillas en buenas condiciones, cámbialas con regularidad, asegúrate de que la hoja esté bien afilada.
- Afeita en dirección del pelo y haz pasadas suaves.
- Hidrata y calma la piel siempre después de afeitarte.

Recuerda que...

A lo largo de nuestra vida tenemos muchas etapas con momentos dulces y amargos, con estados que nos gustaría retener para siempre y otros no volver a vivir, pero la vida es eso, un ir y venir, un transitar, un regalo y un aprendizaje.

El embarazo y la lactancia son dos épocas que generan muchas dudas. Por lo general, puedes seguir con tu rutina habitual, sólo hay tres principios activos que debes evitar: retinoles derivados de vitamina A, ácido salicílico e hidroquinona.

La piel debemos cuidarla siempre, desde que nacemos. De niños, con tenerla bien protegida del sol es suficiente.

Cada edad requiere unas necesidades. Los adolescentes sin patologías previas deben seguir una rutina diaria sencilla siguiendo los pasos de limpieza, hidratación y protección. A partir de los veinticinco o treinta años, la piel empieza a mostrar signos de envejecimiento y podemos empezar a incorporar en nuestra rutina diaria algún tratamiento específico a través del sérum.

A partir de los cuarenta años, cuando los signos de la edad son más evidentes, seguiremos una rutina para mantener nuestra piel lo más sana posible, entendiendo el envejecimiento como un proceso natural de la vida y sin obsesiones.

La cosmética entre hombre y mujer es la misma, sólo cambia el envoltorio. El género no determina el cosmético que necesitas, lo marca el tipo y necesidades de tu piel.

7.
Habitar el cuerpo
Rutina diaria y métodos de depilación

Nuestros cuerpos son nuestros jardines;
nuestras decisiones, nuestros jardineros.

SHAKESPEARE

Seamos jardineras, como invitaba Shakespeare, y cuidemos nuestro cuerpo, nuestro templo. Creemos, erróneamente, que nuestro cuerpo es como un autobús que nos permite ir de un lugar a otro, pero es mucho más. No tenemos un cuerpo, somos un cuerpo, nos define y habla de nuestros conflictos internos. Y, lo más importante, va a acompañarnos toda nuestra vida.

Es sabio y sabe de nuestras necesidades. Debemos escucharlo, sentirlo, mimarlo, atenderlo. El terapeuta Stanley Keleman definió bellamente esta idea: «Si eres cuerpo vivo nadie puede decirte cómo has de sentir el mundo. Y nadie puede decirte qué es la verdad, pues tú mismo la sentirás. El cuerpo no miente».

El cuerpo también es un gran olvidado en el cuidado de la piel, solemos acordarnos de él cuando llega la primavera y empezamos a quitarnos capas de ropa. Pero el cuidado, como el de la cara, debe ser los 365 días del año.

> «*Si eres cuerpo vivo nadie puede decirte cómo has de sentir el mundo. Y nadie puede decirte qué es la verdad, pues tú mismo la sentirás. El cuerpo no miente.*» (Stanley Keleman)

Como en el rostro también, los pasos imprescindibles para una rutina diaria son: limpieza, hidratación y protección solar. Los productos, sin embargo, no deben ser los mismos que usamos en la cara, ya que las películas de ambas pieles son distintas y su composición también. Las fórmulas para el cuerpo suelen ser más grasas, con ingredientes más densos, enfocados a hidratar y proteger. Su pH también es distinto. Si las aplicamos en el rostro, además de irritarnos la piel, podemos provocarnos, brotes de granitos y una piel más grasa. Normalmente, atendemos más el cuidado facial, pero nos olvidamos de la barbilla para abajo. Se ve muy bien en casos de personas con un cutis muy cuidado y un escote lleno de arrugas y manchas. Recordemos: cuello y escote, hasta el inicio del pecho, deben formar parte de la rutina diaria del cutis.

El tratamiento del cuerpo también debe estar incluido en nuestros hábitos de higiene del día a día con los mismos pasos, pero distintos tratamientos. Siempre aconsejo realizar primero la rutina de rostro, lavarse las manos y después hacer la del cuerpo.

Soy un poco maniática con mezclar productos. Por mi trabajo, viajo y pruebo muchos tratamientos. No me gusta nada cuando en algún centro ponen aceite en sus manos para aplicármelo en el cuerpo a modo hidratación y después masajean con las manos llenas de aceite comedogénico mi rostro, ya que tengo una piel grasa y con tendencia al acné. No suelo decir nada, porque soy más de callar, pero estoy deseando que acaben para limpiarme la piel. Con esto quiero decir que tengáis cuidado en aplicar una crema o aceite en el cuerpo y después llevar las manos llenas de este producto para aplicar otro en vuestro rostro.

Por el mismo motivo, aconsejo siempre lavarse los dientes antes de hacer la rutina, para evitar los restos de pasta en el contorno de la boca. Igualmente, recomiendo hacer la rutina facial después de la ducha, ya que champús, mascarillas, acondicionadores, etc., pueden caer en nuestra piel. Lavemos la piel y hagamos nuestra rutina inmediatamente después.

Limpieza, menos jabón, menos esponja

Para la salud de la piel del cuerpo (y para el medio ambiente) lo más recomendable es una ducha diaria rápida (dejemos el baño solo para ocasiones excepcionales en que queramos mimarnos), y evitando las temperaturas extremas. El agua muy fría divide a los expertos, ya que algunos defienden que es beneficiosa y otros que puede dañar, pero en lo que están todos de acuerdo es en que el agua demasiado caliente es perjudicial: irrita y estropea la barrera de protección.

Respecto a cómo lavarse, la dermatóloga Ana Molina fue de las primeras voces en atreverse a alertar de los peligros de excederse en el uso del jabón. Lavar las axilas, la zona genital y, si es necesario, los pies, es suficiente, ya que el exceso de jabón puede alterar el manto hidrolipídico y producir más sequedad e irritaciones. En el resto del cuerpo no tenemos por qué aplicar jabón, sé que a priori puede parecer que seamos menos limpios, pero el exceso de limpieza en nuestro cuerpo hace más mal que bien. Deberíamos simplificar el uso de jabón a las zonas que pueden provocar mal olor.

¿Qué gel o jabón usar? Evitemos aquellos que nos llamen la atención porque nos encanta su olor. Es importante que busquemos los más respetuosos con nuestra piel, que sean suaves, con un pH en torno a 5,5. El producto elegido será el mismo para todas las zonas del cuerpo que lavemos. Aquí vuelve a primar la máxima de menos es más, no es necesario uno específico para cada zona, excepto para la higiene íntima, donde es recomendable utilizar un producto específico para esta zona. La piel de nuestra zona íntima es más ácida, y esta acidez es importante para defenderse contra infecciones, por eso es importante mantener su pH y la zona sana.

> *En el uso del jabón en el cuerpo vuelve a primar la máxima «menos es más». Lavar axilas, zona genital y pies es suficiente.*

Sobre las esponjas, ya sabes lo que pienso de todo aquello que pueda frotar nuestra piel. Mi recomendación es evitarlas para no sobreexfoliar y agredir sin necesidad. Igualmente, para evitar esa sobreexfoliación, mi consejo es tener cuidado a la hora de secarnos y no hacerlo frotando la piel sino con toques. En mi caso, lo primero que hago cuando salgo de la ducha es secarme los pies con toques para no manchar y después me pongo la toalla que, pegada al cuerpo, me va secando mientras hago mi limpieza facial. Esta siempre debemos hacerla después de la ducha, ya que pueden caer restos de jabón, champú o mascarilla. Además, aunque no deberíamos, solemos ducharnos con agua algo más caliente, hacer la limpieza después nos permitirá aplicar agua más fresquita al rostro.

Hidratación, la mejor medicina para nuestra piel

La hidratación debe ser, idealmente, dos veces al día, sobre todo después de la ducha, momento en el que nuestra piel está más preparada para absorber esa hidratación, lo que nos va a proporcionar elasticidad y prevenir el envejecimiento.

Un estrato córneo hidratado equivale a una piel sana. Si la piel no está hidratada no se puede renovar correctamente, las células muertas se acumulan y se forman escamas. Un piel seca, escamosa y áspera está mucho más debilitada y tirante, pica y molesta. La crema hidratante aumenta la hidratación de la capa más superficial de la piel, fortalece la barrera y favorece la renovación de la piel.

Los principios activos más apropiados para este producto son el aceite hialurónico, por su capacidad para retener agua; el aceite de almendras, porque es humectante y emoliente, es decir, hidrata y a la vez evita la evaporación de agua, y algunos ingredientes calmantes, como la avena. También las hay de muchas texturas y con distintas acciones, como las específicas para pieles atópicas. La elección dependerá de las necesidades de nuestra piel.

La pregunta
¿Qué es mejor, crema o aceite, a la hora de hidratar?

Muchas personas lo preguntan.

Las cremas suelen estar formadas por un componente oleoso y otro acuoso, como hemos visto en capítulos anteriores; la cantidad del componente oleoso definirá su textura, haciéndola más o menos densa. Su acción va más allá de la capa más externa de la piel. Los aceites, en cambio, no llevan agua, por lo que penetran mucho menos en la piel y se quedan en la capa más superficial.

Ambos hidratan, las cremas más por hidratación y los aceites, por oclusión, por lo que la elección será en función de los gustos y necesidades de cada persona. En mi caso, a mí me gustan los dos, pero, si tengo que elegir, opto por las cremas porque ya llevan aceite y otros principios activos.

En el caso de tener una piel seca, si te gusta el aceite, te recomiendo utilizar cremas de vez en cuando para que penetren más. Si está muy seca, puedes poner una crema muy hidratante y después un aceite encima para sellar, a modo de oclusión.

Celulitis, ahorra dinero y frustraciones

Después de la hidratación corporal se pueden usar productos reafirmantes o anticelulíticos, según las necesidades de cada persona.

La celulitis es algo que preocupa a muchas personas y hay muchísimos productos en el mercado que ofrecen soluciones a este problema. Sin embargo, hay que recordar que no existen las cremas milagro, que todas tenemos celulitis y que, para vernos mejor, solo con una crema, si no va acompañado de una vida saludable en su conjunto, no servirá de nada.

Para mantener una piel firme y elástica lo mejor es la prevención: mantenerla siempre bien hidratada y protegida, con hidratante y protección solar, y llevar una vida sana con una dieta equilibrada en la que comamos de todo, bebamos mucha agua y hagamos ejercicio físico.

Además de la prevención, que es imprescindible, puedes apoyarte en cremas hidratantes con principios activos que promuevan la circulación y ayuden a mejorar la elasticidad. No obstante, nunca aconsejo gastarse mucho dinero en productos ni en tratamientos contra la celulitis si no estamos en un momento vital con una gran predisposición a cuidarnos en nuestro día a día y llevar una vida verdaderamente equilibrada, porque no van a dar resultados óptimos.

> *Contra la celulitis, el mejor método es la prevención.*
> *Nunca aconsejo gastarse grandes cantidades de dinero*
> *ni pensar que una sola crema va a hacer milagros*
> *si no va acompañado de una vida saludable.*

Exfoliantes, solo en contadas excepciones

Como os avanzaba en líneas anteriores, no soy partidaria de los exfoliantes, que ya usamos sin darnos cuenta cuando empleamos esponjas, toallas ásperas o nos secamos bruscamente. Una buena hidratación será suficiente para que la piel se renueve correctamente.

Las únicas excepciones en las que veo más efectivo el uso de exfoliantes son los talones y los pies en general, donde se acumulan más células muertas. También se recomiendan si usamos autobronceadores, para que nos quede un tono uniforme. Hay otra excepción, que os desarrollo en siguientes páginas, y es cuando nos depilamos con cuchilla

Protección solar, la mejor prevención 365 días al año

Como con el rostro, la protección solar es indiscutible durante todo el año. En verano solemos ser más cautelosos —aunque, desgraciadamente, no lo suficiente— ya que tenemos más partes expuestas, pero el resto del año nos olvidamos de zonas a las que les da el sol continuamente, como el escote y las manos. Pocas personas se protegen el dorso de las manos y con el paso del tiempo es habitual ver esas manos con manchitas.

Depilación, ¿cera, cuchilla, láser? Pros y contras

La depilación facial suele generar muchas dudas ya que, al ser una piel más delicada, puede ser más irritante. Especialmente, preocupa en mujeres con mucho vello, un problema que viene determinado por genética o por un tema hormonal.

Los métodos que hay hoy en día se utilizan indistintamente en rostro y cuerpo, pero no todos los recomiendo.

• **Cera:** caliente o fría, es uno de los métodos más utilizados para depilar cejas, entrecejo o bigote. Sus principales ventajas es que nos la podemos hacer nosotras mismas en casa y su efecto es más duradero que el de la cuchilla. Yo, sin embargo, no la aconsejo en el rostro, ya que puede irritarnos la piel. En el bigote, esa irritación ha provocado manchas en algunas personas. Por otro lado, en la zona de los ojos, que es una piel muy finita, también se ha visto que el movimiento constante de tirar de ella provoca flacidez. En el cuerpo es también uno de los métodos más usados por la comodidad de que se puede hacer en casa, aunque está cada vez más en desuso.

Los métodos que arrancan el pelo son más agresivos para nuestra piel que los destinados a cortar el pelo. La cera fría en bandas puede provocar más daño en nuestra piel porque normalmente tenemos que hacer el tirón en la misma zona más de una vez.

* **Cuchilla:** genera muchos mitos y es la que provoca más rechazo cuando hablamos de rasurado facial. Está muy extendida la idea errónea de que depilarse con cuchilla hace que salga más pelo o que sea más negro o grueso. Es totalmente falso, aunque sí es cierto que hay una ilusión óptica que lleva al error. El pelo es más ancho abajo y se va afinando hacia la punta, por lo que, si te lo quitas por la base, al tacto, vas a notarlo mucho más grueso, pero si lo dejas crecer quedará exactamente igual que antes. En pieles sensibles o con alguna patología como rosácea o acné está contraindicada. Si apuestas por ella, te recomiendo que exfolies las zonas a tratar para evitar los pelos enquistados (el folículo o pelo no puede atravesar la capa más superficial de la piel, crece hacia adentro y se enquista). Hazlo un día antes al menos y no el mismo día para evitar agredir la piel con exfoliante y cuchilla. Antes de utilizarla, limpia tu rostro y utiliza algún producto para que la cuchilla deslice bien sobre la piel para evitar pequeños cortes o irritaciones. También es un método muy extendido para el cuerpo, donde da menos pudor que en la cara, ya que se hace en casa y es rápido, aunque es el menos duradero. Es un método

de depilación menos agresivo para la piel que la cera. Tanto después de la cera como de la cuchilla recomiendo aplicarse siempre algún tratamiento hidratante y muy calmante y no exponerse al sol en las próximas horas.

Lo ideal es pasarse la cuchilla en el momento de la ducha para que la piel esté mojada. Si te pasas la cuchilla en seco o ligeramente húmeda la piel puede irritarse con mayor facilidad.

- *Dermaplaning*: está muy de moda y es un tipo de cuchilla que muchas personas utilizan también como exfoliación. Al pasarlo por el rostro se exfolia la piel y elimina el vello. Similar a la cuchilla, el pelo no va a salir más fuerte, pero es un método que también irrita mucho si no lo sabes aplicar correctamente, ya que puede provocar pelos enquistados y no es nada recomendable para personas con pieles muy sensibles o acné. Sólo lo recomiendo en personas con piel resistente. Siempre aconsejo, además, hacerlo en centros profesionales que lo utilicen correctamente y mantengan las medidas higiénicas necesarias.
- **Depilación con hilo:** es de mis opciones favoritas para depilar la zona facial, como cejas, bigote o entrecejo. Arranca el vello, por lo que hace que sea más duradero, pero no es tan agresivo como la cera. Su uso continuado, como con la cera, va debilitando el pelo y retrasando su crecimiento. La desventaja de la depilación con hilo es que la tiene que hacer un experto en un centro especializado

porque es una técnica complicada y precisa que requiere mucha habilidad. Otra desventaja es que, al arrancar el pelo, es un poco molesta.

• **Depilación láser.** Es mi opción favorita facial y corporal. Se trata de la menos agresiva y la más efectiva, ya que el láser detectar el forúnculo y lo ataca directamente, debilitándolo, sin que el resto de la piel sufra y sin provocar pelos enquistados. Antiguamente, era más agresiva, pero se ha avanzado muchísimo y ya hay tratamientos adecuados para todo tipo de pieles, incluso las más oscuras, a las que antes no se podía aplicar porque se quemaban. Es el tratamiento más duradero, aunque no puedo decir permanente porque dependerá de muchos factores, como problemas hormonales. No es lo mismo tampoco usarlo en pieles maduras, cuando será mucho más efectivo, que en adolescentes en plena revolución hormonal. En este caso se irá notando el efecto porque el pelo saldrá más debilitado, pero tardará más. Si tienes tendencia a la foliculitis, es también un método muy aconsejado para la zona de las ingles, ya que, como en los glúteos, si se usa cuchilla o cera es más fácil que se enquisten los pelos. La única desventaja de este método es que debe realizarse en un sitio especializado. En este caso, recomiendo buscar un centro con profesionales médicos, máquinas de depilación médicas y última tecnología.

Recuerda que...

Nuestro cuerpo es nuestro templo, espejo de nuestro interior. Es sabio y conoce de nuestras necesidades. Debemos escucharlo, sentirlo, mimarlo, atenderlo.

El cuerpo también es un gran olvidado en el cuidado de la piel, solemos acordarnos de él cuando llega la primavera y empezamos a quitarnos capas de ropa. Pero el cuidado, como el de la cara, debe ser los 365 días del año.

Como en el rostro, los pasos imprescindibles en la rutina diaria son: limpieza, hidratación y protección solar.

Para la limpieza se recomiendan duchas templadas y rápidas, sin esponjas, con un jabón respetuoso con el pH de la piel del cuerpo y sin abusar de él. Con lavarse axilas, zona genital y si se quiere pies, es suficiente.

Una buena hidratación es la mejor medicina para nuestra piel. Crema o aceite, en función de los gustos y necesidades de cada persona, deben aplicarse después de la ducha, cuando la piel está más preparada para absorber.

Los productos anticelulíticos no tienen sentido si no los acompañamos de ejercicio y alimentación saludable. Contra la celulitis el mejor tratamiento es la prevención, cuidando nuestra piel para que esté sana con una buena hidratación y un estilo de vida saludable.

No olvides la protección solar los 365 días del año. Hay zonas del cuerpo que siempre están expuestas al sol, como el dorso de las manos.

Existen numerosos métodos de depilación facial y corporal, cada uno con sus ventajas y desventajas. Los más utilizados son la cera y cuchilla, cómodos y rápidos. De los dos, la cuchilla es menos agresiva para la piel que la cera. El láser es mi favorito, es respetuoso con la piel, efectivo y duradero. Debe realizarse en un centro especializado preferiblemente con profesionales médicos.

8.
La felicidad, el mejor cosmético
Tu base de maquillaje

*Los kilos de maquillaje que me ponía antes
eran un reflejo de las inseguridades.*

SHAKIRA

Me encanta el maquillaje, pero me gusta para resaltar mis facciones, no para taparlas. Como señalaba en el prólogo, tuve una época en que me ponía muchísimo maquillaje para disimular mis imperfecciones, que vivía como un drama, y lo único que conseguía era estropear más aún mi piel. Ahora, hago mía la frase de la condesa de Blessington, «el mejor cosmético para la belleza es la felicidad».

Como vengo diciendo a lo largo de estas páginas, he aprendido a aceptarme y a asumir que mi piel está viva, va cambiando y no siempre está como más me gusta; he aprendido que esos momentos en que está más irregular van y vienen y no pasa nada. En mis manos está cuidar mi piel y atenderla para que esté lo más sana posible, y eso se refleja.

Olvídate de los mil y un trucos y consejos que circulan por Internet para tapar todo eso que no te gusta de ti. Cuida tu piel, quiérala, quiérete y, a partir de ahí, con una base sana y fortalecida, física y emocionalmente, potencia tus facciones con el maquillaje que mejor te sienta.

Un universo de cosméticos, un producto solo para ti

¿Y cuál es el que mejor te sienta? Hoy en día existe una grandísima variedad. A la hora de comprar cosméticos te invito a hacer como hemos hecho con los productos necesarios para nuestra rutina diaria: conoce tu tipo de piel y tus necesidades, hazte un esquema y, a partir de ahí, crea tu propia fórmula mágica. Olvídate del maquillaje que le queda bien a tu amiga o a esa famosa, aquí la protagonista eres tú con tus necesidades concretas.

> *Olvídate del maquillaje que le queda bien a tu amiga o a esa famosa, aquí la protagonista eres tú con tus necesidades concretas.*

A la hora de comprar un cosmético debemos mirar tipo de piel, cobertura y acabado.

Según tu tipo de piel, estos son mis consejos:

- **Piel seca.** Para este tipo de piel, carente de hidratación y por tanto más áspera, menos elástica y con el tono más apagado, lo ideal es buscar bases de maquillaje que aporten hidratación. Las texturas más recomendables son en líquido o en crema, con principios activos hidratantes como ácido hialurónico o ceramidas y sin gran cantidad de alcohol. Uno de los principales problemas de estas pieles al poner maquillaje es que se cuartean; por eso es importante aplicar una base hidratante sobre una piel previamente preparada y bien hidratada. Un cosmético que va muy bien a las pieles secas son las BB creams, que explicaré con detalle más adelante, ya que son muy ligeras y nutritivas y aportan color.

- **Piel mixta.** Cuando nuestra piel es mixta, a la hora de elegir cosmético debemos tener presente si es más bien grasa o deshidratada. Por lo general, aconsejo una base líquida sin aceites para evitar los excesos de brillos en las zonas más grasas y con un acabado mate para que controle el exceso de brillo. Entre los principios activos que mejor le pueden ir está el ácido hialurónico, que aporta agua sin dejar un aspecto demasiado brillante o grasoso.
- **Piel grasa.** El maquillaje que más me gusta es en polvo, porque controla muy bien los brillos. Puede ser de cobertura ligera a media o puedes aplicarte más capas para que cubra un poco más. Por lo general, suele ponerse con esponja o brocha. Te recomiendo que seas muy meticulosa con estos accesorios, manteniéndolos bien limpios (al final de este capítulo comparto mi rutina para la limpieza). Si te gustan más las bases líquidas (las más comunes, versátiles y hoy día formuladas para todo tipo de necesi-

dades), apuesta por las específicas para una piel grasa, sin aceites, con acabado mate. Si utilizas este tipo de base, te cuento un truco: después de aplicártela, sella tu maquillaje con unos polvos matificantes para acabar de absorber el exceso de grasa.

- **Piel sensible.** Apuesta por fórmulas especificas aptas para pieles sensibles, conocidas como maquillaje mineral, hipoalergénicas y libres de fragancias y principios activos irritantes. Podrás elegir la textura que más te gusta o que mejor se adapte a tu tipo de piel, porque las hay en crema, líquido o polvo.

Recordad que las pieles sensibles también suelen estar deshidratadas, por lo tanto, buscaremos además productos que contengan activos hidratantes y calmantes, como ácido hialurónico y centella asiática. Una buena opción también en estos casos son las BB creams, porque son productos más enfocados por lo general a tratamiento de la piel, no únicamente a cubrirla.

- **Piel con acné.** Como en el caso de las pieles grasas, las pieles con acné deben usar cosméticos libres de aceite y no comedogénicos para que no obstruyan los poros ni puedan provocar brotes. Los principios activos más recomendables son la niacinamida y el ácido hialurónico.

Para disimular los granitos lo ideal es que la cobertura sea de media a alta. Lo más importante en este tipo de pieles es el acabado, que buscaremos que sea más mate para que nos ayude a controlar los brillos.

Es especialmente importante que la brocha o esponja con que nos apliquemos el cosmético esté siempre limpia, aunque en este tipo de pieles siempre aconsejo hacerlo con las manos bien limpias y a toquecitos.

- **Piel madura.** Con unas recomendaciones similares a la piel seca, busquemos productos de maquillaje que hidraten, con principios activos como antioxidantes y ácido hialurónico. Elige preferiblemente texturas ligeras, que unifiquen y aporten brillo, ya que las coberturas muy densas pueden provocar el efecto contrario al deseado y marcar más las líneas de expresión. Los acabados muy mates también pueden acentuar las arrugas.

¿Cuál es tu color?

Tras observar en el cosmético para qué tipo de piel es adecuado, su textura y acabado, llega el momento de elegir el tono. Para hacer la elección más adecuada debemos diferenciar entre el tono de nuestra piel y el subtono.

El tono es la pigmentación que tiene la piel de forma habitual, con la que nacemos. Para entenderlo, es como nuestro fototipo, nuestra piel puede ser desde más clarita a más negra. A pesar de que nacemos genéticamente con un tono, este varía en función de la exposición solar. Aunque, como hemos visto, no hay un tono moreno saludable, la realidad es que varía entre invierno y verano.

El subtono viene también determinado genéticamente, pero a diferencia del tono no cambia. Hay tres tipos: frío, cálido y neutro.

Consejos para saber cuál es tu subtono de piel

- Ponte a la luz natural, no la de una lámpara, y observa tus venas. Si son azules o moradas, tu subtono es frío; si son verdes, es cálido, y si son tanto azules como verdosas, es neutro.
- Puedes comprobarlo también con tus accesorios. Los plateados favorecen más al subtono frío, y los dorados, al cálido. Al neutro le sientan bien ambos.
- Un tercer truco para saber distinguir tu subtono es lavarte bien la piel y no aplicarte nada. Prueba a contrastar tu piel, poniendo algo muy blanco al lado, como un folio. Si tu piel amarillea, tu subtono es cálido; si es más rosada, es frío.

A un subtono frío le sientan mejor las bases rosadas o de porcelana, ya que evita el efecto máscara que queda tan feo cuando hay un contraste entre el color del maquillaje y de la piel (este efecto es uno de los errores más comunes a la hora de maquillarnos, ya que solemos maquillar el rostro, pero no el cuello). Para un subtono cálido, lo ideal son los beige o melocotón. Todos los colores se adaptan bien a los subtonos neutros, así que si tienes la suerte de estar en este grupo puedes elegir los que más te gusten.

Además de por el subtono, la base del maquillaje se debe elegir también en función del tono. Un error muy común a la hora de probarla es hacerlo sobre la muñeca, cuya piel suele estar mucho más clara que nuestro rostro. Para conocer mejor qué color se adapta más a ti, lo ideal es hacer la prueba en la base del rostro, por ejemplo, en la barbilla. Aplícate el cosmético, espera unos minutos, ya que, al oxidarse, el tono del maquillaje puede cambiar un poquito, y descubre si es tu color.

Hay otros productos que debemos tener en cuenta en función de nuestras necesidades:

• Si sufres rosácea o tu piel es muy sensible, está enrojecida, con capilares o granitos, utiliza correctores de color verde. Recuerdo la primera vez que me la apliqué, ¡parecía Hulk!, pero luego pude ver el resultado. Es espectacular porque matiza las rojeces.
• Si tienes ojeras moradas utiliza un corrector amarillo.
• Para las manchas, lo más adecuado es el color naranja. Si se trata de un corrector, lo aplicarás sólo sobre la mancha para después maquillarte. Si es la BB cream la que tiene ese tono, lo utilizarás directamente sobre todo el rostro.

El color blanco, por su parte, no cubre imperfecciones ni manchas, por lo que, pese a que suele hacerse, no debes aplicártelo sobre las ojeras, ya que las pronuncia más. Este tono refleja luz y potencia. Si te gusta, úsalo bajo la ceja, para abrir la mirada, o en el pómulo.

BBC, CCC, ¿de qué hablamos?

Las BB creams y CC creams son cosméticos muy de moda que suelen producir confusiones.

Las BB creams deben su nombre a las siglas de «Blemish Balm Cream», que significa bálsamo antiimperfecciones, y las CC creams, que quiere decir «Color Correcting Cream», crema correctora de color. Ambas son cremas hidratantes o con tratamiento que aportan color.

Inicialmente, las BB creams, las primeras en salir al mercado, se diseñaron para pieles jóvenes, a las que aportaban hidratación, luminosidad y un poquito de color. Las CC creams, por su parte, se crearon para pieles más maduras, dando más cobertura, con tratamiento y protección solar.

Sin embargo, hoy día, ya hay BB creams muy completas, específicas para cada tipo y necesidad, por lo que realmente la única diferencia entre un producto u otro es que te guste y se adapte perfectamente a lo que te pide tu piel.

A mí me encantan estos cosméticos —desde hace años sólo uso BB creams—, porque son muy versátiles y permiten cubrir y tratar. Tengas acné o manchas, un tono u otro, vas a encontrar esa base que mejor se adapte a ti, igualando el rostro, suavizando la piel y neutralizando todas las imperfecciones mediante el uso de colores opuestos en el círculo cromático. Una vez más en función de tu piel, deberás ver su aplicación dentro de un todo. Es decir, si tu piel es mixta o grasa, puedes utilizar una BB cream o CC cream y no aplicarte crema hidratante. Si, por el contrario, la tienes seca, probablemente necesitas ambos productos.

Cuidados a la hora de desmaquillarte

Aunque ya hemos hablado de la importancia de una doble limpieza por la noche en la rutina diaria (ver capítulo 3), comparto unos consejos para desmaquillarse correctamente y los errores más comunes que cometemos a la hora de hacerlo:

- No utilizar el producto adecuado. Recordad que el primer paso de la limpieza de noche son los limpiadores en base aceite porque eliminan mejor el maquillaje.
- No realizar doble limpieza.
- Irse a dormir sin desmaquillar.
- Usar toallas desmaquillantes como método de limpieza. Las toallas remueven la suciedad de un lado para el otro, no limpian en profundidad.

Con los accesorios de maquillaje, limpieza y ¡egoísmo!

No me canso de insistir en la importancia de mantener la máxima higiene a la hora de tocar nuestro rostro, ya sea con las manos o con los accesorios de maquillaje. Yo tengo reservado siempre el mismo día de la semana para limpiarlos, así no me olvido nunca, forma parte de mi rutina. Lo hago por la noche, porque es muy cómodo. Al día siguiente ya estarán secos para usar y meter en el bolso o neceser si lo necesitas. Mi rutina es limpiarlos con jabón neutro, aunque si lo prefieres también hay productos específicos de limpieza.

A la hora de limpiarlos suelo hacerlo frotando y rascando sobre unos moldes de silicona con rugosidades que se venden en numerosos sitios. Si no los tienes, puedes hacerlo sobre tu propia mano. Los enjabono varias veces hasta que el agua sale limpia.

Finalizada la limpieza, en vez de guardarlos en el cajón, para evitar la humedad, los dejo al aire. Existen moldes específicos con agujeros de distintos tamaños para colgar brochas o pinceles con el pompón de pelo boca arriba, ya que los mangos, de madera o plástico, se pueden ir pudriendo e ir contaminando el pompón. Si no tienes estos moldes, otra opción es colocarlos en el borde de la encimera del lavabo, con el mango apoyado y el pompón de pelo al aire.

Además de la importancia de la limpieza, también insisto en no compartir brochas, pinceles, ni ningún accesorio de maquillaje con las amigas. Aunque pequemos de parecer egoístas, es la mejor actitud con nuestra piel y la de ellas.

Recuerda que...

El maquillaje debemos usarlo para resaltar nuestras facciones, no para tapar nuestras imperfecciones. Una piel bien cuidada y sana es la mejor tarjeta de visita.

A la hora de comprar un cosmético debemos mirar para qué tipo de piel está formulado, su cobertura y acabado.

Para pieles normales, mixtas y secas la fórmula que más me gusta es el maquillaje líquido; para las secas, recomiendo cremas, y para mixtas tirando a grasas o grasas, los polvos.

La elección del color de tu maquillaje dependerá de tu tono de piel (de más claro a más oscuro) y de tu subtono (frío, cálido y neutro).

Las BB creams o CC creams son cosméticos muy de moda y versátiles, con una gran variedad según los tipos y necesidades de cada piel.

Los accesorios de maquillaje deben limpiarse una vez a la semana, y, en las pieles con acné, dos veces. Evita siempre compartirlos con amigas.

9.
La vida son experiencias
Tu neceser de viaje

La verdadera belleza en una mujer se refleja en su alma, el cuidado que da y la pasión que muestra. La belleza de una mujer solo crece con el paso de los años.

AUDREY HEPBURN

Me encanta esa frase de «invierte en todo aquello que puedas salvar de un naufragio». Para mí lo que siempre nos quedará y la huella que dejaremos son las experiencias, las vivencias; por eso, a nivel personal, trabajo en sentirme bien conmigo misma para poder estar presente en cada momento, disfrutar de todo aquello que me regala la vida y dar lo mejor de mí a quienes me rodean.

Viajar, experimentar y vivenciar, moverme por sitios fuera de mi zona de confort, conocer otras culturas y otras personas, es una de mis pasiones. En cada escenario en el que estoy me viene aquello que dijo Emerson: "Aunque viajemos por todo el mundo para encontrar la belleza, debemos llevarla con nosotros para poder encontrarla". Esa belleza para mí es la mirada agradecida a la vida por lo que me da.

Aunque viajemos por todo el mundo para encontrar la belleza, debemos llevarla con nosotros para poder encontrarla.

RALPH WALDO EMERSON

Si en la vida me gusta ser práctica, cuando viajo, más; por eso, a la hora de preparar mi neceser, tengo en cuenta cuántos días me voy, si es un viaje de ocio o de trabajo, el destino, la época del año y el clima, para llevar sólo los productos necesarios.

Lo ideal es seguir básicamente nuestra rutina siempre que se pueda. Los botes de silicona adaptados al tamaño permitido en los aviones nos permiten llevar todos nuestros productos, en caso de que en casa los tengamos en formato grande, aunque no es mi opción favorita porque en el trasvase siempre se pueden contaminar. Pensad que cuando se formula una crema se hacen mil pruebas para comprobar que ese producto aguanta bien en el envase que escojamos, por eso manipular nuestros productos no es la mejor opción.

Un error muy común es aprovechar los viajes para gastar las muestras que tenemos por casa. Lo he visto en muchas ocasiones, a veces cuando compramos productos nos ponen muestras de otros para que probemos, pero en la mayoría de los casos esas muestras son genéricas, no son cosméticos escogidos para nosotras. Os aseguro que no es buena idea experimentar y ponerte productos que no has utilizado nunca y pueden irritarte en los viajes, donde tu piel, además, suele estar más expuesta.

Prohibidas también las toallitas que, aunque son cómodas para llevarlas en el neceser, son muy agresivas para la piel. Recordad que no limpian bien, sino que cambian la suciedad de sitio.

Mi consejo, siempre que puedas, es tener versiones pequeñas de tus productos. Hoy en día, especialmente en el ámbito facial, es fácil encontrar envases pequeños de crema, contorno de ojos y sérum —estos dos últimos ya de por sí con cantidades pequeñas, menos de los 100 ml que te permiten en los aviones—. Lo más complicado suele ser el limpiador facial y el tónico, si lo usas. En el caso del limpiador, siempre elegiré la opción de volcarlo en un bote de silicona antes que no usarlo. En el caso del tónico, no forma parte de los básicos de nuestro cuidado, por lo que, si no tenemos el envase adecuado para llevarlo, no pasa nada si lo dejamos en casa por unos días.

Por falta de espacio o exceso de peso también podemos usar la misma crema hidratante para el día y la noche. Lo que no debemos saltarnos nunca son los pasos de la rutina básica: la limpieza sencilla de la mañana y la doble de la noche, la hidratación y la protección solar. Añadiría un bálsamo labial con protección solar, que no ocupa nada y para mí es un imprescindible.

Mis trucos para que no se me olvide nada

Ajustándome al tiempo y el sitio de destino, yo preparo mi neceser dividiéndolo en cuatro bloques: facial, capilar, corporal y maquillaje. De esta manera, me resulta muy práctico porque así no me olvido de nada. Además, como segunda llave de seguridad para no olvidarme nada, unos días antes del viaje pongo especial atención a los pasos que voy dando en mi rutina diaria y voy apuntando los productos según los voy utilizando. Es decir, cuando me meto en la ducha y hago mi rutina voy tomando nota de todo lo que necesito para que después, al preparar mi neceser, no se me olvide nada.

Para el rostro, como hemos visto, no debe faltar productos para la limpieza de la mañana y la doble de la noche, crema hidratante y protección solar. En caso de que tengas facilidad para llevar más productos puedes ir añadiéndolos según tu rutina diaria y tus necesidades.

Para el cabello, los productos principales son champú y acondicionador. Si vas a un hotel, son dos productos que suelen tener. Personalmente, prefiero llevarme los míos porque sé que cubren mis necesidades, pero si tenemos que reducir maleta es una opción que lo facilita. En el caso de que sea un destino vacacional en el que vas a estar muy expuesta al sol, conviene también llevar algún aceite para mitigar el daño que los rayos solares producen al cabello. También puedes llevarte ampollas monodosis a modo de mascarilla, que son muy cómodas.

Para el cuerpo, lo más importante es la crema hidratante

y la protección solar. Lo ideal sería también poder llevarte tu gel, suave, y tu producto para la higiene íntima, pero todo va a depender del espacio, especialmente si vas en avión y no facturas, así que una vez más, seamos prácticas y sobre todo disfrutemos del viaje sin presiones ni agobios. Por unos días, con que te laves con el gel del hotel, no pasa nada.

> *En los viajes toca ser prácticas y disfrutar, no vivir agobiadas pensando en que no nos hemos podido llevar todos nuestros productos de belleza.*

Para el maquillaje, elige los básicos que te guste usar.

El día previo al viaje dejo preparado mi neceser con todos los productos que he ido seleccionando. Lo dejo abierto en el baño para, el mismo día del viaje, añadir esos productos que pueden faltar de última hora, como la pasta de dientes, e irme con la seguridad de que mi piel va a estar sana y protegida durante mi estancia fuera.

Otro consejo que yo hago siempre cuando viajo es limpiar todas mis brochas la noche de antes, y así llevármelas limpias. Recuerda que lo has de hacer una vez a la semana por norma.

Recuerda que...

Para viajar lo más importante es llevar la ilusión de disfrutar y los productos básicos para mantener una piel sana y protegida.

Guía para una belleza inteligente

Si no puedes llevarte todos los productos de tu rutina diaria, no te agobies. Lo más importante es que no dejes de hacer los pasos básicos: limpieza de día y doble limpieza de noche, hidratación y protección solar.

Borra de tu cabeza dos errores muy comunes que, aunque a simple vista parecen prácticos, son muy perjudiciales para tu piel: aprovechar el viaje para llevar muestras que nunca has usado y sustituir los limpiadores por toallitas.

Para no olvidarme nada imprescindible yo suelo dividir mi neceser en cuatro espacios: cuidado facial, corporal, de cabello y maquillaje. Llevando los básicos, amplío la cantidad de productos en función de si puedo llevar más peso.
Si no, fuera agobios y ¡a disfrutar!

IMPRESCINDIBLES
NECESER DE VIAJE

Protector Solar

Limpiador

Hidratante facial

Sérum Antioxidante

Bálsamo Labial

Hidratante corporal

10.
La piel también
se cuida desde dentro
Los efectos del estrés

Necesitamos reemplazar
el círculo vicioso de estrés
por un círculo vicioso de autocuidado.

SARA GOTTFRIED

La piel es el reflejo del alma. Nuestras emociones se reflejan en nuestro rostro. Parecen tener el poder de cambiar su apariencia y su color, sonrojándonos si sentimos vergüenza o palideciendo si estamos asustados. Como avanzaba en el prólogo, cuando somos embriones, tanto la piel como el sistema nervioso se forman en la misma capa de células, que luego se dividen. La piel es muy reactiva a las emociones y lo es también a los estados de ánimo alterados, que rápidamente se reflejan en todo nuestro cuerpo.

Según la Asociación Española de Psiquiatría, el 40 % de la población española padecerá ansiedad a lo largo de su vida.

Cuando el nivel es muy alto empieza a tener efectos visibles sobre nuestra piel: disminuye nuestra función barrera, provoca deshidratación, inflamación, irritación, fragilidad y sensibilidad. Aumenta también la producción de adrenalina y de cortisol, haciendo que se desequilibre el funcionamiento de nuestro sistema hormonal, y a raíz de esto se pueden producir brotes de acné por mayor producción de las glándulas sebáceas.

> La inquietud constante provoca deshidratación, inflamación, irritación, fragilidad y sensibilidad.

Por otro lado, la liberación de cortisol afecta directamente al colágeno y, como consecuencia, van a aparecer más arrugas y señales de envejecimiento prematuro. Recordemos cómo se nota en el rostro de las personas cuando han pasado una mala época.

Cuando tenemos mucho nerviosismo mantenido en el tiempo también se libera histamina, involucrada en las respuestas locales del sistema inmunológico y que se relaciona con las alergias de piel. Esta puede provocar brotes de dermatitis atópicas o rosáceas, entre otras afecciones. Igualmente, al estar debilitado el sistema inmunológico, aparecen herpes y psoriasis.

Otra consecuencia es que se ralentiza la circulación sanguínea, por lo que no llegan a la piel los nutrientes que necesita para mantenerse sana e hidratada, por lo que se muestra apagada, sin brillos y luminosidad, con excesiva reactividad e irritabilidad en la piel.

> Cuando pasamos una época en la que estamos muy inquietos, nuestra piel parece apagada porque en realidad lo está, no tiene los nutrientes suficientes para mantenerse sana e hidratada.

¿Cómo atenuar los signos de estrés?

Lo primero y también lo más difícil es intentar rebajar esos niveles de inquietud o ansiedad. Para ello apuesto por el ejercicio, aunque sea sencillamente caminar; practicar meditación y *mindfulness*, respirar correctamente y tener buenos hábitos de sueño y alimentación. Cualquier afición que nos haga sentirnos plenos también será de gran ayuda. Pintar, bailar, hacer teatro o yoga... cada persona es un mundo y debe buscar aquellas actividades que le sientan bien y le relajan. Además, está comprobado que si son al aire libre son más beneficiosas, así que ya sabéis, salid de casa cada vez que podáis.

Sé que no es fácil, que a nadie le gusta sentir esos picos de nerviosismo, a veces te sientes en un pozo del que no ves salida y el ritmo de vida actual que llevamos es vertiginoso y no ayuda, pero no por ello debemos rendirnos a ese tan manido «la vida es así». En nuestras manos está intentar buscar la manera más adecuada para buscar más estados de calma y sentirnos mejor. Esto debería ser nuestra prioridad.

La relajación física y mental es imprescindible para tener una buena calidad de vida. Los hábitos saludables son fundamentales para combatir estos estados. Sin embargo, paradójicamente, cuanto más estresados estamos más nos alejamos de ese estilo de vida saludable. Nos olvidamos de eso que tanto necesita nuestro organismo para nuestra salud física y emocional como dormir bien, comer equilibradamente y beber mucha agua.

> *La relajación física y mental es imprescindible para tener una buena calidad de vida.*

Si estamos en una época de más tensión, además de prestar atención a unos buenos hábitos debemos atender también más a nuestra piel, ya que puede estar más irritada y sensibilizada y que tenga más imperfecciones, acné, signos de rosácea…

En las épocas de más agobio, aconsejo prestar más atención a mantener la piel equilibrada, limpiar la piel por la mañana y por la noche con limpiadores suaves que no agredan más nuestra piel y por lo tanto no agraven los problemas que padezcamos en esos momentos.

Si es necesario deberíamos volver a anotar, como os aconsejé al inicio del libro, el estado actual de nuestra piel, cómo la notamos y qué necesidades tiene, porque probablemente no sean las mismas que antes. Esto es importante, porque nos permitirá adaptar la rutina a las necesidades actuales.

Por ejemplo, si estamos en un momento de mucha tensión y nuestra piel está sufriendo brotes de acné, probablemente debamos incorporar en nuestra rutina productos específicos para tratar el acné, además de revisar que el resto de productos que utilizamos sean texturas ligeras, libre de aceites y no comedogénicas, para no agravar la aparición de granitos.

Si nuestra piel está más irritada y sensibilizada, probablemente debemos repasar los productos que utilizamos, y si hay alguna con principios activos irritantes, sustituirlo por otro más calmante hasta que nuestra piel se estabilice de nuevo.

Recordad que el tipo de piel nos viene determinado, pero el estado de nuestra piel no, puede variar y es importante que sepamos cuándo debemos cambiar nuestra rutina de cuidado.

El peligroso círculo vicioso

Estos momentos de estrés son críticos para caer en el círculo vicioso que ya he comentado en alguna ocasión, ya que estamos pasando un mal momento, podemos tener un brote de acné o rosácea, nos desanimamos al vernos así y todo esto afecta, a su vez, a nuestra piel.

Cuidemos nuestra piel, no seamos duras con nosotras mismas y, si lo necesitamos, busquemos un especialista que nos ayude en estos momentos particulares con algún tratamiento más específico a nuestras necesidades del momento de nerviosismo.

En mi caso, yo tengo rosácea y sé que cualquier cambio

en mi vida la va a acentuar, por lo que en estas épocas necesito un tratamiento más fuerte y específico que el que uso habitualmente. Y, sobre todo, no me agobio, sé que puntualmente tengo la piel peor, adapto mi rutina y mi cuidado a ello y poco a poco va mejorando. Esto ya no determina mi autoestima ni mi estado de ánimo como antes.

> *Cuidemos nuestra piel, no seamos duras con nosotras mismas y, si lo necesitamos, busquemos un especialista que nos ayude en estos momentos particulares.*

Aun evitando en la medida de lo posible los estados de inquietud y llevando un estilo de vida saludable, los momentos de mayor tensión llegarán en algún momento. En estos casos, lo que debemos hacer es frenar ese círculo en el que nos podemos meter. Cuando estés viviendo alguna etapa más difícil emocionalmente te invito a decirte: «No pasa nada, esto viene provocado por el momento y pasará, es una situación puntual».

Hay una frase que me encanta de Henri Frédéric Amiel: «Tu cuerpo es templo de la naturaleza y del espíritu divino. Consérvalo sano, respétalo, estúdialo y concédele sus derechos». Así lo creo y así lo tengo como máxima en mi día a día. Tu cuerpo merece ser cuidado, tú te mereces cuidarte. Os acompañareis toda la vida.

La piel también se cuida desde dentro

Tu cuerpo es templo de la naturaleza y del espíritu divino. Consérvalo sano, respétalo, estúdialo y concédele sus derechos.

HENRI FRÉDÉRIC AMIEL

Recuerda que...

La piel es muy reactiva a las emociones y lo es también a los estados de ánimo, que rápidamente se refleja en todo nuestro cuerpo y en nuestra cara.

El estrés disminuye nuestra función barrera, provoca deshidratación, inflamación, irritación, fragilidad y sensibilidad; desequilibra el funcionamiento del sistema hormonal, pudiendo provocar brotes de acné; afecta directamente al colágeno, por lo que van a aparecer más arrugas. También pueden surgir brotes de dermatitis atópicas, rosáceas, herpes o psoriasis.

La relajación física y mental y unos hábitos saludables son imprescindible para tener una buena calidad de vida.

En épocas de más tensión debemos estar especialmente atentas para no ser duras con nosotras mismas si nuestra piel no está como nos gustaría.

Guía para una belleza inteligente

Si lo necesitas, en etapas complicadas, busca un especialista que te ayude con algún tratamiento más específico a tus necesidades del momento.

11.

No te compares

Las pieles reales no están en las redes sociales

*El conocimiento de la belleza
es el verdadero camino y el primer peldaño para
la comprensión de las cosas que son buenas.*

JOHN RUSKIN

Llevamos mucho camino andado a lo largo de estas páginas y ya hemos aprendido, como decía Einstein, que, si queremos obtener resultados diferentes, no podemos hacer siempre lo mismo. Debemos empezar a cuidarnos. Me viene la frase de «empieza a cuidarte hoy para poder verte mejor mañana». Ya sabes que en la piel los resultados visibles serán a partir de los veintiocho días aproximadamente, que es lo que tarda en regenerarse. Te pido un poco de paciencia y verás los resultados, te lo aseguro.

En este camino ya hemos aprendido que la constancia es el ingrediente fundamental para una piel sana, que no perfecta; que solo nosotros podemos responsabilizarnos de la salud de nuestra piel y que la base es saber detectar cómo es y cómo se encuentra nuestra piel, que no hay ninguna crema milagro y que en la combinación de toda la rutina está el éxito; todo en la vida es cuestión de equilibrio.

Recordemos que la piel perfecta no existe, aunque, a través de los perfiles de las redes sociales, se empeñan en intentar convencernos de lo contrario. Las imágenes que vemos no son reales, para llegar a ellas, por lo general, ha habido un maquillaje trabajado, unos filtros que nos han hecho los ojos o labios más grandes o la nariz más pequeña y unos retoques fotográficos. Es después de todos esos pasos cuando llegamos a la piel *perfecta*.

Son muchos los problemas que provocan estas prácticas. Uno de ellos es que transformar nuestro físico a través de un filtro nos crea con nosotras mismas un nivel de exigencia y perfección totalmente alejada de la realidad. Anhelamos algo imposible de conseguir. Lo veo especialmente en consulta en los jóvenes, más vulnerables, que acuden al centro con una fotografía que muestra una piel perfecta, pidiendo tenerla así. Es imposible, si buscamos algo irreal, vamos a ir de frustración en frustración y nuestra autoestima se va a ver mermada. El problema está afectando tanto que en 2021 Noruega aprobó una ley que prohíbe a *influencers* y marcas subir fotos retocadas sin avisar a sus fans.

Si acudes a Internet para hacer una búsqueda de piel *perfecta*, aparecen muchas páginas y, desgraciadamente, muchas falsedades. La piel es un organismo vivo, tiene poros, fluctúa. Granitos, marcas, venitas, manchas, ojeras, sequedad, rostro apagado... no hay persona que no tenga su propia batalla. Todos tenemos inseguridades y *defectos*. La perfección está en los ojos de quien la mira. Cuando la cuidas, tu piel está perfecta, perfectamente sana. Ya conoces los pasos. Identificar el tipo de piel y necesidades y tener una buena rutina, quererte y cuidarte, te regalará la mejor versión de tu piel, la más saludable. Lo que nos acompleja de pequeños, eso que tenemos diferente, es lo que nos hace únicos.

> *La perfección está en los ojos de quien la mira.*

Consejos para una piel saludable, natural y ¡real!

Te recuerdo los principales consejos para una piel sana, que no perfecta. El buen resultado está asegurado:

- *Trata tu piel con suavidad.* Evita los jabones fuertes y el agua muy caliente y, tras la limpieza, sécate a golpecitos, sin frotar, con una toalla de algodón exclusiva para ti. En el caso de que te afeites, sé siempre muy cuidadosa: mima tu piel aplicándote un lubricante antes de pasarte la cuchilla e hidratando después.
- *Vigila, conoce tu piel.* Mírala, tócala, observa cómo actúa, cómo está a cada momento, qué cambios tiene y cuáles

son sus necesidades. Para mí éste es el punto más importante para mantener una piel saludable, mimarla y aportarla lo que necesita a cada momento.

- *Mantén una rutina.* No existe un producto milagroso, el milagro está en la constancia. La base de la rutina diaria es la limpieza de la piel. Para una piel limpia y bien atendida escoge buenos limpiadores, te ahorrarán tiempo y dinero. Todo producto que apliquemos sobre una piel limpia y bien preparada se absorbe mucho mejor.
- *Evita el flequillo.* El pelo sobre la cara no permite una correcta higiene y es, además, foco de sudor y suciedad, lo que puede provocar brotes de granitos.
- *Para una piel bien limpia debemos prestar también atención a todo aquello que toca nuestra cara.* Recuerda mantener una buena higiene de manos y evitar las uñas largas que, aunque están de moda, son un foco de residuos. Ten la costumbre de limpiar de manera habitual móvil, teclado, ratón, tablet o aquellos accesorios que formen parte de tu día a día.
- *No te toques los granos, ¡nunca!* Solo conseguirás empeorar la infección y provocar cicatrices.
- *Protege tu piel los 365 días.* Recuerda aplicarte protección solar durante todo el año, con un mínimo de FPS 15 en invierno y 50 o 50+ en verano.
- *El cuello y el escote también forman parte de tu rutina diaria.* Están tan expuestos como el rostro. Limpia, hidrata y protégelos del sol.
- *Evita los remedios caseros.*

- *Limpia tus brochas de maquillaje.* Una vez por semana para evitar infecciones.
- *Mantén una buena higiene de sueño.* Recuerda que el sueño es reparador. Dormir suficientes horas al día es una de las mejores maneras de ayudar a la piel sin necesidad de productos, ya que, por la noche, se repara el colágeno y los daños producidos durante el día por la exposición solar.
- *A la hora de dormir procura hacerlo boca arriba.* Cuando lo haces boca abajo o de lado, contra la almohada o las sábanas, se quitan mucho antes los productos que te hayas aplicado en tu rutina de noche y friccionas la piel con las prendas de ropa, acelerando las señales de expresión tanto en el rostro como en el pecho. Recuerda cambiar las almohadas, cúmulo de ácaros, saliva y células muertas, una vez a la semana y, si tienes la piel grasa, dos veces.
- *En ambientes secos y cálidos, humidifica.* Puede ser muy útil un humidificador en el dormitorio, ya que favorece la hidratación. Por la noche, nuestra piel está en modo reparador y tolera una hidratación más profunda.
- *Somos lo que comemos.* Nuestra piel es un espejo de nuestras costumbres y de nuestra salud tanto por dentro como por fuera. Come sano.
- *Practica ejercicio moderado.* Con él aumenta tu flujo sanguíneo y permite que tu piel reciba más nutrientes, lo que va a ayudar a que esté saludable y luzca mejor aspecto.
- *Gestiona el estrés.* La piel, espejo de nuestro interior, es

muy sensible al estrés, que afecta a nuestra barrera de protección, provocando granitos, dermatitis o herpes, entre otras enfermedades cutáneas.

- *No te compares.* Las pieles perfectas no existen. La mejor versión de tu piel es una piel sana. En tus manos está obtenerla.

12.
Viviendo el momento presente
Tu calendario de cuidados

*Las personas son como vidrieras. Brillan
y brillan cuando sale el sol, pero cuando se pone
la oscuridad, su verdadera belleza se revela
sólo si hay una luz desde adentro.*

ELISABETH KÜBLER-ROSS

«Valor para cambiar lo que puedes cambiar, serenidad para aceptar lo que no puedes cambiar y sabiduría para discernir entre una cosa y otra». Con el tiempo he ido aprendiendo a tener muy presente esta máxima en mi vida. Me ayuda a ser constante y trabajar, personal y profesionalmente, por aquello en lo que creo, aceptando que no siempre las cosas salen como a mí me gustaría y viviendo el presente con lo que hay a cada momento.

Esta frase es también extrapolable a mi manera de entender la piel. Tengo la certeza, porque lo he comprobado en mí misma y en mis clientas, que una buena rutina es mágica en nuestra piel. Si conocemos nuestra piel, adaptamos la rutina a sus necesidades y somos constantes, los resultados se notan. Unos sencillos pasos como los que hemos estado viendo a lo largo de estos capítulos tienen una repercusión increíble. Pero la piel, como organismo vivo que es, fluctúa y debemos adaptarnos a sus cambios, provocados por agentes internos y externos, y aceptar que, en ocasiones, por distintas circunstancias, podemos tener más irregularidades en el rostro. Aun así, cuidándola diariamente, siempre tendremos una piel sana que se recuperará antes de cualquier situación.

No me canso de repetirlo: nada de obsesiones con una piel perfecta, nada de obsesiones si sale un granito; no pasa nada, es normal, a todos nos ocurre. Busquemos la mejor versión de nuestra piel, que se vea cuidada y sana.

No sueltes tus imprescindibles y déjate llevar

Una piel sana necesita unos cuidados diarios y constantes. Cuando descubras esos productos que te van bien en tu día a día, no los cambies. No es cierto que la piel se acostumbre a ellos y deja de hacer efecto, eso es un mito.

En ocasiones, dejamos un producto que nos va bien para probar otro nuevo que nos llama la atención y es perjudicial. Sólo cambiaremos, como hemos visto, si lo necesitamos porque nuestra piel presenta otras necesidades por cambios que esté sufriendo, por el paso del tiempo, por la época del año en la que estemos…

La **pirámide** de nuestro cuidado quedaría de la siguiente forma:

- En la base, en los cimientos, la **atención diaria**, que es la más importante, la que es continua:

☀ CADA MAÑANA ☀	☾ CADA NOCHE ☾
Limpieza sencilla	Doble limpieza, con limpiador en base de aceite y un segundo paso, en base agua
Tónico, si lo usas	Tónico, si lo usas
Sérum antioxidante	Sérum
Contorno de ojos, si lo usas	Contorno de ojos, si lo usas
Crema hidratante ligera	Crema hidratante nutritiva
Aceite, si lo usas	Aceite, si lo usas
Protección solar	

- Un escalón más arriba es el **cuidado semanal**, donde están los exfoliantes y mascarillas, ese extra que podemos aportar a nuestra piel.
- Después, en el **mensual**, prestaremos atención a tratamientos para el acné, manchas, etc., higienes faciales, hidrataciones… que nos podamos realizar más profundos por un profesional. Según las necesidades, puede ser cada mes, que es lo que tarda la piel en regenerarse, o cada mes y medio, aproximadamente.

- Según la **estación del año**, reforzaremos los cuidados en función de la temporada.

INVIERNO: Debemos mantener los cuidados habituales imprescindibles: limpieza, hidratación y fotoprotección. Ésta debe ser con un FPS de un mínimo de 15, aunque no es necesario renovarla cada dos horas. Recuerda también proteger tus labios con cacao con protección solar por la mañana y vaselina por la noche.

Para prepararla para el frío y la sequedad, apuesta por la noche por una crema más densa que el resto del año si no tienes la piel muy grasa. Las pieles muy sensibles, a las que les afectan los cambios de temperatura, deben aplicarse también una dosis extra de reparación.

Protege tus manos, las grandes olvidadas, y continuamente expuestas a agresiones externas, entre ellas la limpieza constante. Mantenlas bien hidratadas y usa guantes siempre que puedas.

Cuidado con el agua demasiado caliente a la hora de la higiene diaria corporal.

VERANO: Protege bien tu piel del sol con un FPS de 50 o 50+ de amplio espectro. Recuerda que no hay bronceado saludable. Especial cuidado deben tener las personas con manchas y fototipos bajos. Las brumas con protección solar son muy prácticas, sobre todo para renovarte el protector encima del maquillaje.

En esta época del año elige una crema hidratante un poco

más ligera, especialmente si tu piel es mixta grasa o grasa. Cuidado con las duchas excesivas.

OTOÑO Y PRIMAVERA: Estate atenta a los cambios de tu piel y actúa en función de cómo está y si los días se acercan al frío o al calor.

Te invito a elegir una estación del año para revisar los productos cosméticos que tengas, observando su caducidad y cuándo los abriste. A mí personalmente me gusta hacerlo en verano porque así reviso los protectores solares, los productos más peligrosos si han caducado, porque pierden su acción protectora.

- Por último, se encuentran los **cuidados anuales**, entre los que recomiendo encarecidamente la visita a un dermatólogo para revisar y comprobar la salud de nuestra piel.

Te dejo con la pirámide de tus cuidados para que la tengas muy presente, pero no me voy lejos. Puedes seguirme en Instagram @elisabethalvarez_beauty y en YouTube (Elisabeth Álvarez Beauty), donde encontrarás todos los vídeos sobre el cuidado de la piel. Ahí seguiremos en contacto, compartiendo trucos, consejos y dudas. Ahí te espero.

Y te espero también cada mañana y cada noche ante el espejo para atenderte. Te lo mereces. Te mereces elegir cuidarte, te mereces quererte, confiar en ti, ser tú, ofrecer tu mejor versión, sin comparaciones, simplemente tú, única e irrepetible.

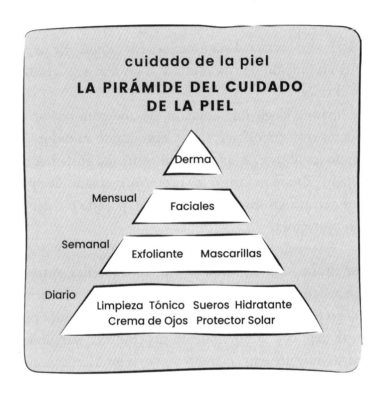

Guía de principios activos
Qué usar según tu tipo de piel y necesidades

Pieles secas: Ácido hialurónico, extracto de almendras dulces, caléndula, ceramidas, manteca de karité, pantenol, niacinamida, ácidos grasos, vitamina C, vitamina E, glicerina, aceites vegetales, ácido láctico, ácido glicólico.

Pieles grasas: Retinol, ácido glicólico, vitamina C, vitamina E, ácido láctico.

Pieles mixtas: Mi consejo es hacer un combinado de principios, entre los que destaco: ácido glicólico, niacinamida, ácido mandélico.

Pieles deshidratadas: Vitamina E, ácido hialurónico, colesterol, ceramidas, niacinamida, escualano, vitamina B5, vitamina C, ácido ferúlico, resveratrol, té verde.

Pieles con acné: Ácido salicílico, ácido glicólico, zinc, niacinamida, caléndula, retinol, ácido azelaico, aceite árbol de té, arcilla, vitamina C, peróxido de benzoilo, nicotinamida.

Pieles sensibles: Ceramidas, ácido hialurónico, pantenol, colesterol, aminoácidos, caléndula, avena, vitamina B5.

Pieles con manchas: Azelaico, hidroquinona, extracto de regaliz, arbutina, ácido kójico, vitamina C, ácido glicólico, retinol, niacinamida.

Pieles con envejecimiento: Retinol, ceramidas, niacinamida, vitamina C, ácido ferúlico, ácido hialurónico, ácido glicólico, colágeno.

Pieles con dermatitis seborreica: Zinc, ácido azelaico, ácido salicílico, ácido glicólico, niacinamida.

Pieles con rosácea: Niacinamida, alfa-bisabol, castaño de indias, hamamelis, vitamina E, té verde, ácido azelaico, retinol, centella asiática.

Pieles con dermatitis atópica: Aloe vera, rosa mosqueta, agua termal, avena, centella asiática, alantoína, niacinamida.

Pieles con marcas: ROJAS: Niacinamida, ácido azelaico. MARRONES: Ácido azelaico, niacinamida, vitamina C, ácido glicólico, ácido kójico, retinoides.

Marcas hundidas: Retinol, ácido glicólico.

Puntos negros: Ácido salicílico, niacinamida, retinol.

Principios activos que se complementan

Antioxidantes + protección solar: Ideal para todo tipo de pieles para protegernos de los daños provocados por los rayos solares.

Vitamina C + Vitamina E: Ambas por separado son magníficos antioxidantes, juntas potencian los resultados.

Ácido salicílico + Niacinamida: Muy buena combinación para pieles con granitos o puntos negros. El ácido salicílico ayuda a eliminar la suciedad de nuestros poros y eliminar células muertas y la niacinamida calma la piel y ayuda con la inflamación y rojeces que pueden aparecer por los granitos.

Ceramidas + Ácido hialurónico: Muy buena combinación para pieles secas. Las ceramidas aportan lípidos a nuestra piel, nutren y mejoran la función barrera, evitando la pérdida de agua. El ácido hialurónico, por su parte, retiene el agua de nuestra piel para prevenir la deshidratación; es decir, el primero ayuda con la falta de agua y, el segundo, con la falta de lípidos.

Vitamina C (por la mañana) + Retinol (por la noche): Son dos de los principios activos más eficaces que hay, imprescindibles si quieres tratar o prevenir el envejecimiento prematuro. La vitamina C no sólo es un gran antioxidante, sino que también ayuda con la formación de colágeno y elastina. El retinol regenera nuestras células (la piel con la edad cada vez se regenera más despacio) y activa la formación de colágeno y elastina.

Niacinamida (por la mañana) + Retinol (por la noche): Se trata de una muy buena combinación si tenemos manchas, acné o rosácea. La niacinamida ayuda a tratar las manchas, reducir las arrugas, mejorar las rojeces, reparar la barrera cutánea, hidratar y calmar la piel. El retinol renueva nuestra piel, reduce las arrugas, aporta firmeza, disminuye las manchas, mejora el acné y la textura de la piel. Juntas se complementan muy bien, incluso la niacinamida puede ayudar a calmar nuestra piel si la tenemos algo más irritada por el uso de retinol.

Vitamina C + Ácido glicólico: La vitamina C se absorbe mejor si el pH de nuestra piel está un poco más ácido. El ácido glicólico ayuda a disminuir el pH de la piel. Una buena combinación es utilizar un limpiador que contenga ácido glicólico y después un sérum con vitamina C. Este combinado es ideal en pieles con manchas, envejecidas, grasas o con acné. Cuidado con la piel sensible porque puede resultar algo fuerte.

Ácido hialurónico + Niacinamida: Es el combinado ideal si tienes piel sensible y rosácea o si tu piel es grasa y deshidratada. Juntos hidratan, calman y protegen la piel.

Principios activos que NO se pueden combinar

Retinol + Peróxido de benzoilo: Ambos se aconsejan para tratar el acné, por sí solos son dos grandes principios activos. Sin embargo, si los usamos juntos, el peróxido de benzoilo tiene un efecto oxidante que va a contrarrestar los efectos del retinol. Lo adecuado es utilizarlos en diferentes días.

Ácido salicílico + Peróxido de benzoilo: El ácido salicílico es el principio activo estrella contra los granitos, penetra en los poros y elimina su obstrucción. El peróxido de benzoilo actúa contra las bacterias que provocan el acné y ayuda con la inflamación (por ese motivo se suele recomendar en casos de granitos inflamados). Usados a la vez pueden irritar y sensibilizar la piel.

Retinol + AHA (alfahidroxiácidos como el ácido glicólico): Los AHA exfolian la piel. Si lo combinamos con retinol, que provoca también una renovación celular, puede resultar demasiado agresivo e irritar. Se puede alternar retinol un día y AHA otro día o aplicar AHA en la rutina de mañana y retinol por la noche.

Peróxido de benzoilo + Antioxidantes: El peróxido de benzoilo tiene un efecto oxidante mientras que los antioxidantes, como su propio nombre indica, son antioxidantes. Si se utilizan juntos se anulan el uno al otro. Se recomienda usar los antioxidantes por la mañana y el peróxido de benzoilo por la noche.

AHA + AHA: Cuidado con combinar diferentes productos que contengan alfahidroxiácidos como, por ejemplo, tónicos, cremas y sérums. Van a exfoliar nuestra piel y, si lo hacemos en exceso, pueden provocar irritación y sensibilidad. Por la general, la combinación de productos con los mismos principios activos no tiene sentido. Por ejemplo, un sérum con ácido hialurónico y una crema con el mismo principio. Es muy importante que tengamos claro un objetivo antes de comprar productos para crear nuestra rutina.

Diccionario de principios activos: A continuación, os explico los principios activos más importantes y sus beneficios. Junto a ellos veréis los nombres como aparecen en el INCI, para que os sea más sencillo reconocerlos a la hora de comprar más adecuado.

Ácido azelaico (*azelaic acid*): Es un tipo de ácido dicarboxílico que se obtiene de cereales como el trigo, la cebada o el centeno. Sus principales propiedades son: antioxidante; trata el acné, gracias a sus propiedades antibacteriana, bactericida y antiinflamatoria; ayuda a controlar el exceso de sebo y evita la obstrucción de los poros, disminuye la inflamación y el enrojecimiento (por eso es aconsejable en personas con rosácea o piel sensible); es despigmentante, mejora la apariencia de las manchas. Es un principio activo apto para pieles sensibles por su alta tolerancia.

Ácido férulico (*ferulic acid*): El ácido ferúlico es un potente antioxidante de origen vegetal que protege de las agresiones externas e internas. Sus propiedades fotoprotectoras, antioxidantes, antiinflamatorias y despigmentantes reducen el daño que provoca a nuestra piel la radiación y la contaminación. Tiene múltiples beneficios: antioxidante, antiinflamatoria, previene el envejecimiento prematuro y la aparición de manchas, ya que bloquea la síntesis de melanina, ayuda a mantener la hidratación de la piel, y es despigmentante.

Aceite árbol de té (*melaleuca alternifolia leaf oil*): Es un aceite esencial que proviene de las hojas de un árbol de origen australiano. Sus principales beneficios son antiséptico, bactericida y antiinflamatorio. Resulta aconsejable por sus propiedades para pieles con tendencia acneica.

Ácido glicólico (*glycolic acid*): Seguramente sea el alfahidroxiácido (AHA) más conocido. Es un derivado de la caña de azúcar. Entre sus propiedades, es exfoliante; estimula la formación de colágeno y elastina, trata las manchas, suaviza la piel, hidrata, controla la producción de grasa, mejora la apariencia de acné y reduce las arrugas. Trata cicatrices y marcas gracias a su acción exfoliante y regeneradora.

Ácido hialurónico (*hyaluronic acid*): Es uno de los ingredientes más conocidos y que más se utilizan en cosmética. Tiene la capacidad de retener la humedad en nuestra piel; por lo tanto, ayuda a mantener la piel hidratada. También tiene beneficios contra el envejecimiento. Actúa como una esponja, reteniendo grandes cantidades de agua y aporta volumen reduciendo así las arrugas. En definitiva, hidrata la piel, facilita la reparación celular y rellena las arrugas. Es un básico para todas las pieles, sobre todo, las que se encuentran deshidratadas o secas.

Ácido kójico (*kojic acid*): Proviene del Koji. Una de sus funciones más populares es la despigmentante, capaz de regular la melanina y, por tanto, puede aclarar la piel, unificar el tono del rostro y mejorar la apariencia de las manchas. Tiene una acción antioxidante que protege la piel y previene el envejecimiento prematuro. Aporta propiedades antibacterianas, lo que le convierte en un aliado para limpiar los poros y prevenir la aparición de acné.

Ácido láctico (*lactic acid*): Es un ácido que se forma de manera natural de la fermentación de la leche, caña de azúcar y manzanas. Pertenece al grupo de los alfanidroxiácidos (AHA), pero éste es de los más suaves, lo que lo hace apto para pieles sensibles. Su uso principal es para suavizar, hidratar, mejorar la textura de la piel y conseguir una mejora del aspecto en general. A dosis bajas actúa hidratando la piel. En estos casos es ideal para pieles secas. A dosis más altas se utiliza como *peeling*, para renovar la piel, siendo más suave que otros *peelings* químicos.

Ácido mandélico (*mandelic acid*): Está dentro del grupo de los alfahidroxiácidos (AHA). Se obtiene de las almendras. Como todos los AHA tiene una acción exfoliante, pero más suave que otros y también menos eficaz. Es interesante para pieles más sensibles que no toleren principios activos más irritantes. Sus principales usos son como exfoliante, elimina las células muertas, reduce las manchas y tiene propiedades despigmentantes. Es una alternativa más suave para aquellas pieles que no toleren bien otros activos despigmentantes más irritantes. Previene el envejecimiento prematuro, estimula la síntesis de colágeno, aporta firmeza y previene la aparición de arrugas. Igualmente, trata el acné, y es seborregulador (disminuye la secreción sebácea y tiene propiedades bactericidas).

Ácido salicílico (*salicylic acid*): El ácido salicílico es un betahidroxiácido (BHA), un principio activo muy eficaz que lucha contra las causas de la piel grasa con tendencia acnéica: la obstrucción de los poros y el crecimiento bacteriano. Es el principio activo para tratar el acné por excelencia. Su beneficio principal es el de eliminar y prevenir la aparición de acné. Por otro lado, elimina las células muertas de la piel y todo lo que obstruye los poros y trata las imperfecciones y previene que se formen otras nuevas. También se usa para tratar otras patologías de la piel que se caracterizan por la sequedad, descamación o cúmulo de células muertas, como la psoriasis.

Alantoína (*allantoin*): Extraído de la urea, se encuentra naturalmente en el cuerpo. Destaca, sobre todo, por sus propiedades hidratantes, cicatrizantes y calmantes; repara y protege la función barrera (promueve la regeneración celular y posee funciones calmantes y antiirritantes) y estimula la producción de colágeno y elastina, esenciales para tener una piel tersa y elástica. Está especialmente indicado para pieles secas, deshidratadas, sensibles e irritadas.

Alfa-Bisabol (*bisabolol*): Es un antioxidante con efectos regenerantes. Se utiliza sobre todo para pieles sensibles por sus propiedades cicatrizantes, calmantes, antiinflamatorias, protectoras y suavizantes. Restaura la flexibilidad cutánea y es un excelente ingrediente para la protección de la piel contra el estrés ambiental diario.

Arbutina (*arbutin*): Es el derivado natural de la hidroquinona más potente y también más irritante que se utiliza para despigmentar la piel. Se utiliza para blanquear la piel y tratar las manchas. Es antioxidante y antiinflamatorio, aporta luminosidad a la piel al atenuar las manchas y unificar el tono de la piel.

Avena (*Avena Sativa Kernel Extract*): El extracto de avena es muy apreciado en cosmética natural por sus propiedades calmantes, antiinflamatorias, emolientes e hidratantes. Resulta ideal para pieles sensibles, para elaborar productos post-solares, aliviar quemaduras y picores y para piel irritada. Su principal objetivo es calmar e hidratar la piel. Es ideal para acné, rojeces, rosácea, psoriasis, dermatitis, piel sensible, estrías y cicatrices.

Caléndula (*calendula officinalis flower extract*): Entre sus principales beneficios encontramos su gran poder cicatrizante y regenerante. Es antiinflamatoria, hidratante, calmante y suavizante. Ideal para pieles secas, irritadas o sensibles.

Castaño de Indias (*aesculus hippocastanum extract*): El castaño de Indias es un árbol de origen asiático, entre sus propiedades, hidrata, aporta nutrición y repara la capa protectora de la piel, evitando la deshidratación y protegiendo la piel frente a los daños externos. Es antioxidante y vasoconstrictor, por ese motivo se usa para tratar problemas vasculares ya que fortalece el riego sanguíneo. Es antiinflamatorio y antiedematoso. También se le atribuyen propiedades cicatrizantes y calmantes. Es ideal para pieles sensibles.

Centella asiática (*centella asiática extract*): La centella asiática es una planta de la familia de las Apiaceae. Es cicatrizante y regeneradora, previene el envejecimiento prematuro (renueva los tejidos y ayuda a tratar las líneas de expresión y las arrugas), es hidratante, ya que ayuda a mantener la humedad de la piel (ideal para pieles secas), es antioxidante (favorece la producción de colágeno, aporta firmeza) y calmante, resulta ideal para pieles sensibles con rojeces o irritaciones. Mejora la circulación sanguínea, por lo que también es habitual en tratamientos anticelulíticos.

Ceramidas (*ceramides*): Las ceramidas son lípidos que se encuentran en la piel de forma natural y cuya función es unir las células. Son el cemento que ocupa el espacio entre las células para mantener en buen estado la barrera de protección de la piel. Gracias a las ceramidas se impide la pérdida de agua de manera interna y de manera externa protege la piel de los daños del sol y la contaminación. Su papel es imprescindible para un buen funcionamiento de la piel y mantenerla sana. Si no hay ceramidas en nuestra piel, la barrera de protección no es efectiva y la piel se vuelve más seca, sensible e irritada. En definitiva, aporta hidratación, mejora la protección y función barrera y protege la piel de las agresiones externas. Es un principio activo imprescindible en caso de pieles secas, sensibles o irritadas, porque consigue esa barrera de protección de la piel más fuerte para protegerla.

Colesterol (*cholesterol*): El colesterol es un lípido natural de nuestra piel. Junto a las ceramidas y los ácidos grasos recupera la barrera de protección de la piel. Gracias a esto, evita la deshidratación y protege la piel frente a las agresiones externas. Es un principio activo apto para todo tipo de pieles, especialmente para pieles secas y sensibles. Entre sus propiedades, regenera, calma y suaviza la piel, protege la piel, repara y mantiene en buenas condiciones la función barrera.

Escualano (*squalene*): El escualano es un aceite hidratante procedente de la oliva. Su estructura molecular es muy similar a la de los lípidos de nuestra piel. Esto hace que se absorba con más facilidad y no deje la piel grasosa. Lo encontramos de forma natural en nuestra piel, pero con la edad va disminuyendo, lo que provoca que la piel vaya siendo más seca. Repara la barrera de protección de nuestra piel, hidrata y nutre. Es ideal para pieles secas, irritadas y sensibles.

Extracto de almendras dulces (*prunus amygdalus dulcis fruit extract*): El aceite de almendras dulces es un aceite vegetal que se obtiene a partir de las almendras. Es rico en antioxidantes y nutrientes. Aporta hidratación y nutrición, es calmante y antiinflamatorio (muy buena opción para pieles irritadas), previene el envejecimiento prematuro por sus efectos antioxidantes y de nutrición y tiene propiedades cicatrizantes y regeneradoras. Se trata de un principio activo muy recomendado para pieles irritadas, sensibles o pieles secas.

Extracto de regaliz (*Glycyrrhiza Glabra Root Extract*): Sus propiedades principales son despigmentante (inhibe la enzima tirosinasa, responsable de la formación de la melanina, y tras su aplicación el pigmento cutáneo se dispersa y se consigue aclarar la piel) y antioxidante; protege la piel, la hidrata y previene el envejecimiento prematuro; mejora la hidratación, es un antiinflamatorio natural con efecto calmante, reduce la rojez. Es apto para pieles sensibles y patologías como dermatitis, psoriasis o rosácea.

Hamamelis (*hamamelis virginiana extract*): Proviene del árbol caducifolio de la familia de las hamamelidáceas. Su uso principal es como antiinflamatorio natural. Ayuda a cicatrizar y calmar la piel, tiene propiedades antioxidantes y reparadoras, calma y purifica. Funciona muy bien en pieles con tendencia acneica. Suele utilizarse también para combatir granitos e imperfecciones puntuales y para difuminar marcas y cicatrices. Es un aliado si tienes la piel sensible. Alivia las rojeces. Su acción calmante puede resultar muy útil para utilizarlo después del afeitado o para calmar y aliviar las pieles irritadas.

Manteca de karité (*butyrospermum parkii butter*): Viene del árbol de karité. Se obtiene de su fruto, rico en vitaminas A, D, E y F. Aporta grandes beneficios en la piel: hidrata, nutre y suaviza la piel. Su contenido en ácidos grasos tiene propiedades regenerativas, antiinflamatorias y cicatrizantes, por lo que está especialmente indicado en pieles irritadas. Como recubre la piel con una película invisible, es muy interesante utilizarlo en invierno para protegernos contra el frío. Se trata de un principio activo ideal para pieles secas y sensibles.

Niacinamida (*niacinamide*): Es una vitamina (vitamina B3) soluble en agua capaz de penetrar en la capa más superficial de la piel. Hidrata la piel, trata el acné, tiene propiedades seborreguladoras y antiinflamatorias y reduce la rojez provocada por los granitos, las marcas de acné de color rojizas y las de color amarronadas, porque, además, es despigmentante. Reduce, por tanto, también las manchas. Calma la irritación y el enrojecimiento. Es antioxidante, protege la piel contra los daños solares y combate los signos de envejecimiento. Es un principio activo que aporta beneficios a todo tipo de pieles, principalmente aquellas enrojecidas, irritadas, con manchas, acné y rosácea.

Pantenol (*panthenol*): El pantenol es una pro-vitamina (un compuesto que el cuerpo convierte en vitamina), que, al aplicarse en la piel, se convierte en vitamina B5. Tiene propiedades hidratantes, humectantes (es decir, que ayuda a reponer los aceites naturales de la piel) y emolientes (crea una barrera sobre la piel para evitar la pérdida de agua y protege contra las agresiones externas) y ayuda a regenerar y suavizar la piel. Es un principio activo indicado para personas con irritación, descamaciones, quemaduras y piel seca.

Peróxido de benzoilo (*benzoyl peroxide*): El peróxido de benzoilo es un compuesto orgánico, se trata de un antimicrobiano con acción bactericida, antiinflamatoria y comedolítica (previene la formación del comedón). El principal uso de este principio activo es para tratar el acné.

Resveratrol (*resveratrol*): El resveratrol es una molécula que se extrae principalmente de la uva. Pertenece al grupo de los polifenoles, compuestos antioxidantes que protegen la piel del deterioro de nuestras células. Este compuesto natural contiene propiedades antioxidantes que aportan una gran cantidad de beneficios para el correcto mantenimiento y cuidado de la piel, previene el envejecimiento prematuro, aumenta la producción de colágeno, tiene propiedades antiinflamatorias, reduce el enrojecimiento y la sensación de picor, mejora el acné gracias a sus propiedades antibacterianas y antiinflamatorias, disminuye irritaciones y manchas en la piel. Es un antioxidante recomendado para pieles con acné, sensibles, irritadas, con rosácea o dermatitis atópica.

Retinoides (*retinoic acid*): Los retinoides son derivados de la vitamina A. Actualmente, son el tratamiento estrella para pieles envejecidas. Son usados mayoritariamente en tratamiento de acné y psoriasis para tratar manchas y enjevecimiento de la piel. Existen diferentes tipos de retinoides: el más conocido es el retinol, el menos irritante. El retinol se convierte en ácido retinoico al entrar en contacto con la piel, con el fin de que esta pueda absorberlo y utilizarlo. Los retinoides tienen múltiples beneficios sobre la piel: eliminar células muertas, antiinflamatorio, promueve la formación de colágeno y disminuye la secreción de sebo.

Té verde (*Camellia sinensis leaf extract*): El extracto de té verde es muy utilizado en cosmética, debido a su muy alto contenido en antioxidantes. Aumenta el contenido de colágeno y elastina, aportando un efecto antiarrugas, previene el envejecimiento prematuro, aumenta la síntesis de colágeno y elastina para aportar firmeza y mejorar la apariencia de las arrugas y líneas de expresión, combate el acné, gracias a sus propiedades antibacterianas, aporta hidratación, es antiinflamatorio, ayuda a desinflamar la piel irritada, descongestiona las ojeras. Es efectivo para pieles con acné, sensibles o irritadas.

Vitamina C (*L-ascorbic acid*): También conocida como ácido ascórbico, la vitamina C es un potente antioxidante: protege las células del estrés oxidativo, haciéndole frente a los signos del envejecimiento. Tiene efectos despigmentantes, difumina las arrugas y unifica el tono de la piel. Reduce las arrugas y líneas de expresión gracias a la síntesis de colágeno y elastina. Aumenta la elasticidad cutánea y aporta mayor firmeza. Existen diferentes formas de vitamina C: la más conocida y la más pura es el ácido ascórbico en su forma más pura (*L-ascorbic acid*) y en derivados (*3-0-ethyl Ascorbic Acid, Ascorbyl glucoside, Ascorbyl palmitate*, etc). Es particularmente adecuada en altas concentraciones (alrededor del 15-20 %) para reducir problemas de la piel como manchas de pigmentación y granitos. El *3-0-ethyl Ascorbic Acid* es más fotoestable y menos irritante, pero menos activo que la vitamina C pura. Es ideal para pieles sensibles. Además del ácido ascórbico, se usan otras formas de vitamina C como: *Ascorbyl glucoside*: Derivado con gran potencia antioxidante pero menos eficaz en el tratamiento despigmentante.

Ascorbyl palmitate: Penetra mejor en la piel. Es ideal para pieles sensibles, menos irritante pero también menos efectivo para tratar el envejecimiento.

Vitamina E (*tocopherol*): Es el segundo antioxidante más conocido después de la vitamina C. Como antioxidante protege la piel de la oxidación celular que provoca la radiación solar y la contaminación. Sus principales funciones son antioxidante, mantener la hidratación de la piel, prevenir el envejecimiento prematuro, combatir las arrugas y líneas de expresión, antiinflamatoria, calmar y regenerar la piel irritada. Combinada con la vitamina C, se potencian sus resultados como antioxidante y además combate las manchas.

Zinc (*zinc oxide*): El zinc es un mineral esencial que se encuentra de forma natural en varios alimentos que ayuda a reparar la piel. Tiene beneficios sobre el sistema inmunitario y la regeneración de la piel. Además, contribuye a la mejoría de patologías como la psoriasis, la dermatitis o el acné. Los principales beneficios del zinc son antiinflamatorio, seborregulador, astringente y cicatrizante. Gracias a estos beneficios está especialmente indicado para pieles con tendencia acnéica.

Su opinión es importante.
En futuras ediciones, estaremos encantados
de recoger sus comentarios sobre este libro.

Por favor, háganoslos llegar a través de nuestra web:

www.plataformaeditorial.com

Para adquirir nuestros títulos,
consulte con su librero habitual.

«*I cannot live without books*».
«No puedo vivir sin libros».

THOMAS JEFFERSON

Desde 2013, Plataforma Editorial planta un árbol
por cada título publicado.

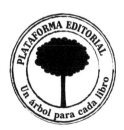

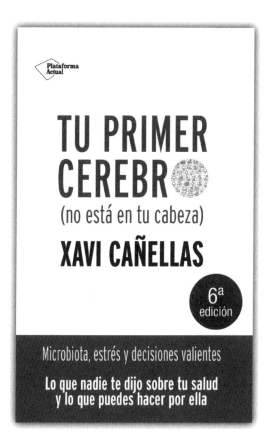

Plataforma Actual

TU PRIMER CEREBRO

(no está en tu cabeza)

XAVI CAÑELLAS

6ª edición

Microbiota, estrés y decisiones valientes

**Lo que nadie te dijo sobre tu salud
y lo que puedes hacer por ella**

Si quieres saber cuánto puedes hacer por conservar
tu salud en niveles óptimos y cómo mantener
en perfecto estado este manojo de reacciones
que suceden en tu organismo sin tu permiso,
lee este libro.

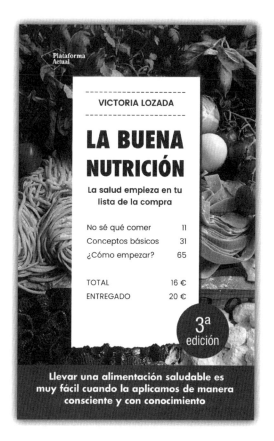

Este libro nos ayudará a hacer frente
a la publicidad engañosa, a repensar la lista de la compra
y a mantener una alimentación positiva y coherente.
Una obra que nos acerca a una nutrición
saludable, consciente e informada.